le petit ABCdaire

ANTIFATIGUE

Nathalie Pierrée

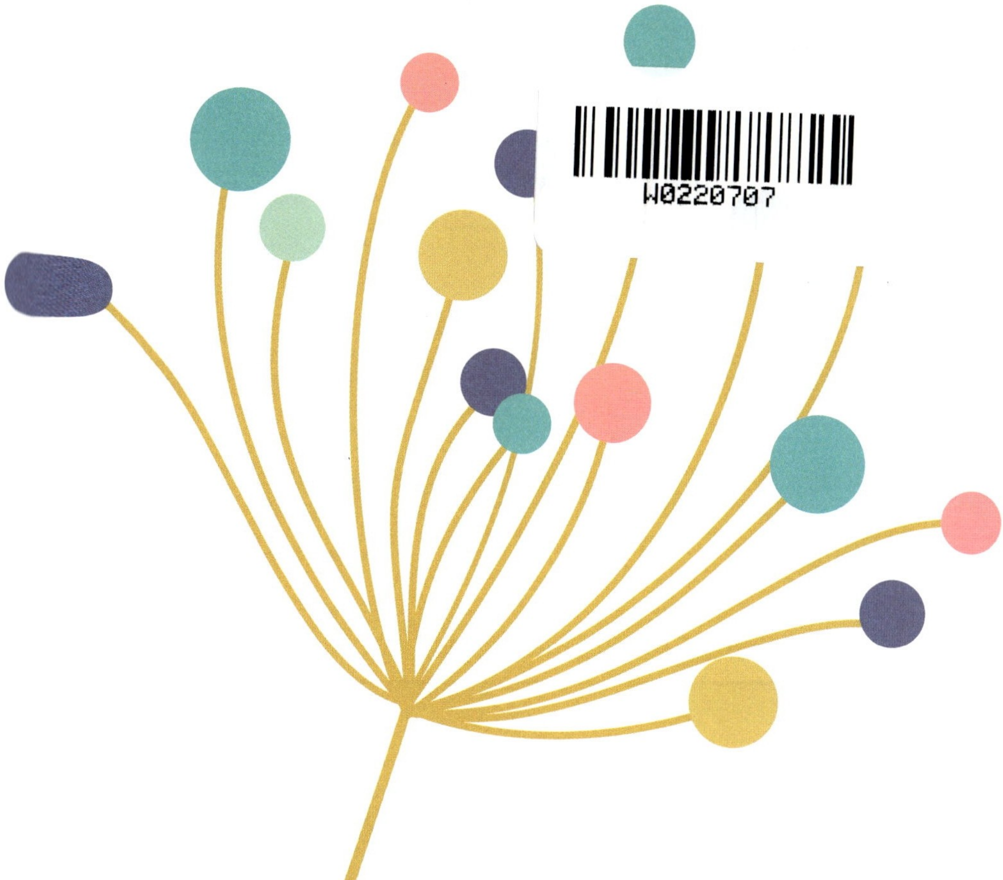

MANGO

Sommaire

N à P

R

S

V à Z

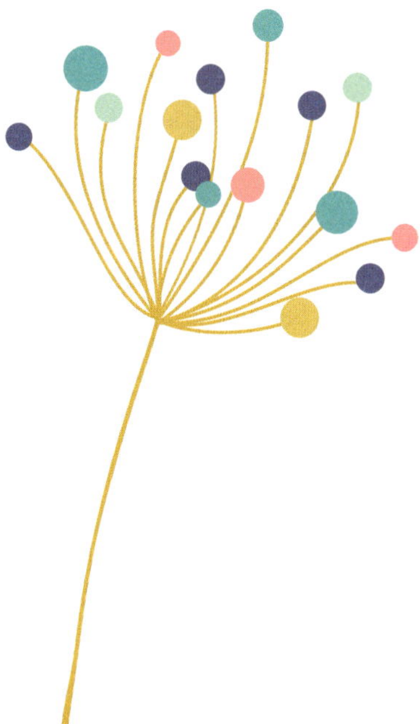

Introduction

Imaginez !

Imaginez que vous ayez **une énergie quasi illimitée** du matin au soir et que vous ne ressentiez la fatigue qu'en toute fin de journée seulement. Vous rendez-vous compte de tout ce que vous pourriez accomplir dans une journée ?

Il n'est pas toujours possible de prendre quelques semaines de vacances pour refaire le plein d'énergie. Heureusement, il existe des techniques simples et efficaces qui permettent d'augmenter le niveau d'énergie, des méthodes faciles à utiliser dans de nombreuses situations, même les plus extrêmes.

Si vous suivez les conseils de ce guide, je vous promets :

- **du temps et de l'énergie** pour vous, votre famille, votre travail, votre maison, vos amis, vos loisirs... ;
- **une santé à toute épreuve,** car augmenter son énergie permet d'accroître ses défenses immunitaires, de se prémunir contre de nombreuses maladies et de rester jeune dans son corps et dans sa tête ;
- **une meilleure confiance en soi et un moral plus positif.**

Vous allez apprendre à vous ressourcer, à optimiser votre temps, à vous organiser, à gérer votre sommeil, à booster votre santé, à réduire votre niveau de stress... Un magnifique programme 100 % énergie !

Tous les conseils que vous trouverez dans ce livre ont été éprouvés et ont permis d'aider de nombreuses personnes. Ils sont issus d'années de recherche et de mon expérience personnelle. À un moment de ma vie, j'ai dû trouver les ressources nécessaires pour gérer ma vie de famille seule et mes nombreuses activités. Avec quatre enfants, on a peu de temps pour soi, pour ses activités professionnelles et pour ses loisirs, toutes ces choses indispensables pour rester en bonne santé et s'épanouir.

Je vous conseille de commencer votre lecture par le premier mot (**Action***) et de vous laisser ensuite porter au gré de vos envies. Lisez, testez et appropriez-vous ce qui vous convient le mieux dans cet ouvrage et partagez avec vos proches. Grâce à ces conseils, vous pourrez à votre tour aider d'autres personnes à se sentir mieux et à avoir plus d'énergie !

A

Action

L'étape numéro 1 pour avoir 100 % d'énergie est de passer à l'action. Tout au long de ce guide, vous trouverez des conseils pour augmenter jour après jour votre niveau d'énergie.
Pour optimiser votre énergie, vous devez passer à l'action, c'est-à-dire mettre en pratique ces conseils. Testez, appliquez, réessayez encore... Vous allez trouver, soyez-en sûr, exactement ce qui fonctionne pour vous.

Mais, tout d'abord, un petit état des lieux s'impose (n'hésitez pas à photocopier cette réglette afin de pouvoir la remplir à nouveau chaque semaine) :

Quel est votre niveau d'énergie actuel ?

0% 25% 50 % 75 % 100 %

À quand remonte votre dernière action pour améliorer votre niveau d'énergie et qu'avez-vous fait concrètement ?

....

....

....

....

Quels résultats avez-vous obtenus ?

....

....

....

....

Je vais vous accompagner pas à pas et vous allez augmenter votre niveau d'énergie chaque jour. Nous allons ensemble repérer où sont vos **fuites d'énergie**, toutes ces situations qui vous stressent, vous fatiguent et vous font perdre de l'énergie.

Plan d'action pour atteindre 100 % d'énergie

Chaque jour :

- Lisez un mot-clé de ce guide.
- Faites les exercices proposés, remplissez les questionnaires, etc.
- Notez ce qui vous a aidé.

Chaque semaine :

- Évaluez votre niveau d'énergie sur la réglette de la page ci-contre.
- Célébrez vos progrès.
- Choisissez une nouvelle habitude et engagez-vous à la suivre pendant 21 jours minimum.

Appliquez le plan d'action pour avoir des résultats

On veut tous avoir plus d'énergie et moins de fatigue. Si vous lisez ce guide, c'est que vous avez décidé de trouver des solutions. **Bravo ! Vous êtes sur le bon chemin.** Mais ce n'est que la première étape. La seconde, et non la moindre, est **de passer à l'action et d'appliquer ces solutions** car, n'ayez aucun doute, elles sont efficaces pour peu qu'on les expérimente.

Certes, c'est facile à dire ! Nous avons tous notre petite voix intérieure (la mienne s'appelle Chantal) qui nous dit : « Ce n'est pas mal, dis donc, ce que je lis, elle a l'air rudement efficace cette technique de respiration... Tiens, j'essaierai quand j'aurai un moment. » Le problème, c'est que ce *moment* n'arrive jamais et qu'après, on oublie.

Mini-guide pour passer à l'action

- **N'attendez pas le *bon* moment** car il y a fort à parier qu'il n'arrivera jamais. Agissez maintenant !
- **Mieux vaut un petit pas que rien du tout** et, petits pas après petits pas, vous atteindrez votre objectif.
- **Persévérez.** La plupart des astuces de ce guide sont des bonnes habitudes qui font partie d'une bonne hygiène de vie. C'est en les appliquant jour après jour que vous en tirerez les meilleurs bénéfices.

« La folie, c'est de faire toujours la même chose et de s'attendre à un résultat différent. »

Albert Einstein

Osez des actions différentes, sortez de votre zone de confort.

Pour **booster sa confiance en soi** – ce qui va inévitablement augmenter le niveau d'énergie –, il faut **sortir de la routine quotidienne.** Nous avons tous des habitudes qui nous rassurent, qui sont confortables. Le fait de vous **lancer de nouveaux défis, d'explorer de nouveaux horizons** est indispensable pour améliorer votre vitalité et votre vivacité intellectuelle.
Et si vous n'avez pas encore atteint le niveau d'énergie que vous souhaitiez, c'est qu'il est temps de **changer ces habitudes !**

Alors, êtes-vous prêt à passer à l'action maintenant ?

Activité physique

Voir aussi *Exercice physique**

L'activité physique est un moyen incontournable pour passer à un niveau d'énergie supérieur. **C'est l'un des piliers d'une bonne santé.** Sa pratique régulière apporte un bien-être physique et mental mais peut aussi avoir d'autres effets insoupçonnés.

Les bienfaits immédiats

Pendant et juste après la pratique, une **sensation de bien-être et de plénitude** vous envahit. Ce phénomène est dû à la libération d'hormones au cours de tout effort soutenu.

Après seulement quelques séances, vous constaterez...

- **L'amélioration de la qualité de votre sommeil.** Il est conseillé de pratiquer votre activité avant 19 h. Ceci dit, il vaut mieux une activité physique le soir que pas d'activité physique du tout ! D'autant qu'au bout de quelques séances, votre organisme va s'habituer à ce rythme et votre qualité de sommeil s'améliorera.
- **L'amélioration de votre lucidité et de votre capacité d'analyse.**
- **La diminution du stress et de l'agressivité.**

Les bienfaits à long terme

- **Une meilleure condition physique :** c'est-à-dire que votre corps est plus fort, plus endurant et résiste mieux à la fatigue, il est plus souple, plus adroit, plus précis. Imaginez l'impact que cela peut avoir dans vos activités quotidiennes !
- **Une meilleure résistance aux maladies graves et chroniques :** troubles cardio-vasculaires (infarctus, AVC, hypertension artérielle, etc.), cancers, diabète de type 2, ostéoporose, lombalgie, dépression...

- **Une meilleure humeur :** lors de l'effort, il y a libération d'hormones, notamment de la dopamine et des endorphines qui sont les hormones du plaisir, et de la sérotonine qui agit sur le stress, l'anxiété et les troubles de l'humeur.
- **Une meilleure longévité :** en plus de prévenir certaines maladies, l'activité physique aide à prévenir le déclin des fonctions immunitaires, la perte d'autonomie et permet de garder confiance en ses capacités physiques.
- **Une meilleure ligne :** l'activité physique brûle des calories et régule le taux de sucre dans le sang, elle permet ainsi de lutter contre l'obésité et le surpoids et vous aide à maintenir votre poids de forme.

À SAVOIR

Au bout de 15 à 30 minutes d'effort soutenu, l'organisme libère des endorphines (hormones du plaisir) qui sont les mêmes hormones que l'on retrouve lors de l'acte sexuel. En pratiquant régulièrement une activité physique, votre organisme peut multiplier par 5 la quantité normale d'endorphines.

À vous de jouer maintenant, déterminez l'activité physique qui vous fait le plus envie, celle que vous pratiquerez avec plaisir, seul, en couple ou avec des amis. Tout est possible ! Votre mission, si vous l'acceptez, est de **tester pendant 4 semaines 4 nouvelles activités physiques** (de nombreux clubs proposent des séances d'essai gratuites) et, à l'issue de ces essais, de continuer celle qui vous plaît le plus.

Prenez-le comme un jeu. Vous y gagnerez à coup sûr ce qu'il y a de plus précieux que n'importe quel trésor : LA SANTÉ.

Affirmation positive

L'esprit a une puissance insoupçonnée, on peut l'entraîner comme le corps de façon à avoir beaucoup plus d'énergie dans sa vie. Il est question ici d'une technique de développement personnel très efficace que j'utilise chaque jour. Et je dois dire que les résultats sont spectaculaires.

Étape 1 : fixez-vous des objectifs de vie

Par exemple : avoir un corps plus mince et en pleine santé, trouver le compagnon idéal, gagner plus d'argent, avoir d'excellentes relations avec les autres, etc.

Notez ici vos 3 principaux objectifs :

1 • ....

2 • ....

3 • ....

Étape 2 : créez vos affirmations positives

Notez au crayon à papier pour pouvoir corriger vos affirmations le cas échéant.

Attention : il est primordial que vos affirmations soient POSITIVES dans leur formulation. Le subconscient est ainsi fait qu'il ne prend pas en compte la négation. Par exemple, si vous voulez perdre du poids, ne dites pas : « Je ne veux plus tous ces bourrelets » ou « je ne veux plus voir 90 kg sur ma balance » mais plutôt : « Je veux un corps mince en pleine santé » ou « chaque jour je m'affine de plus en plus pour retrouver mon poids idéal ».

Je vous offre quelques-unes des miennes :

- Chaque jour, je donne et j'attire dans ma vie plus de joie, de tendresse et d'amour.
- Mon corps est en parfaite santé et mon esprit est lucide.
- Chaque matin, je me réveille enthousiaste et cet enthousiasme me suit toute la journée.

Maintenant, **à vous de jouer !** Prenez bien le temps de construire les vôtres en fonction de vos objectifs de vie. Vérifiez que la formulation est toujours positive !

Étape 3 : relisez vos affirmations chaque jour

Chaque jour, levez-vous 5 minutes plus tôt que d'habitude et relisez lentement vos affirmations. Pour obtenir des résultats, il faut être régulier dans la pratique, donc faites-le vraiment tous les matins. L'idéal est de les relire aussi le soir avant de vous endormir. Et dans ce cas, ajoutez cette affirmation : « Demain matin, je vais me réveiller facilement et serai en pleine forme avec beaucoup d'énergie tout au long de la journée. »

Étape 4 : notez vos résultats

Au bout d'un mois, ou deux, ou trois, ou au bout d'un an (ou plus), notez les résultats que vous avez obtenus et réadaptez vos affirmations positives.

Je suis persuadée que vos affirmations positives vont vous apporter beaucoup d'énergie, et très certainement contribuer à améliorer votre vie !

A

Alimentation

L'alimentation est une composante essentielle de votre énergie. La qualité, la quantité et le moment où vous mangez certains aliments sont très importants. Faisons ensemble un petit bilan de votre alimentation actuelle.

Quelles sont vos habitudes alimentaires ? Notez ici tout ce que vous mangez et buvez sur une journée type.

« Que ton aliment soit ta seule médecine ! »

Hippocrate

Alors que l'acte de manger doit apporter force et vitalité au corps et à l'esprit, certaines habitudes alimentaires peuvent littéralement vous vider de votre énergie.
Voyons ensemble comment optimiser votre alimentation pour avoir de l'énergie tout au long de la journée.

10 conseils pour une alimentation au top

1• Variez les aliments

Composez de belles assiettes avec **des produits frais et de saison,** jouez avec les couleurs, les textures, les saveurs... En effet, chaque aliment apporte des vitamines, des minéraux et des nutriments différents, et il est essentiel, pour être en bonne santé, de les diversifier au maximum.

2• Boostez votre assiette

Pensez aux épices, herbes fraîches, oignon, ail, gingembre râpé, graines germées qui sont de **véritables alliés pour lutter contre la fatigue.**

3• Rechargez vos batteries en fer

Le manque de fer entraîne une fatigue chronique, un manque d'énergie et des difficultés à se concentrer. Pour éviter cet état de faiblesse, **vous devez trouver du fer dans votre alimentation.** Les principales sources de fer sont la viande rouge, les abats, le poisson, les crustacés, les œufs, les fruits secs, les noix, les légumes à feuilles vert foncé, les légumineuses, les céréales complètes. Associez toujours un aliment **riche en vitamine C** pour augmenter l'absorption du fer d'origine végétale.

4• Prenez de la vitamine C

Elle est **l'amie qui vous veut du bien, l'antifatigue par excellence !** La vitamine C favorise les défenses immunitaires, aide à prévenir la fatigue due au stress, est antioxydante et augmente l'absorption du fer et du calcium d'origine végétale. On la trouve, entre autres, dans les agrumes, le cassis, le persil, le brocoli, le poivron rouge...

5• Misez sur le petit déjeuner

C'est une **étape indispensable** qui permet de recharger vos batteries après le jeûne de la nuit et ainsi de faire le plein d'énergie avant de commencer la journée.

6• Régalez-vous de fruits et de légumes

Ils regorgent de **nutriments indispensables pour éviter la fatigue.** Là aussi, jouez sur la variété. Par exemple, la carotte et la patate douce apportent la vitamine A qui influe sur le système immunitaire ; la courge, les épinards et l'avocat contiennent du potassium important, entre autres, pour le système nerveux ; les épinards et les artichauts apportent du magnésium, indispensable pour lutter contre la fatigue, etc.

7• Pensez aux glucides complexes…

Les glucides (sucres) sont **la principale source d'énergie de l'organisme.** En général, nous mangeons trop de sucres raffinés. Préférez-leur les glucides complexes (pain complet, lentilles, légumineuses, céréales complètes…) car ils sont digérés plus lentement et libèrent l'énergie dans l'organisme de manière régulière tout au long de la journée.

8• … et aux indispensables protéines !

Si vous êtes du genre à manger une salade le midi et que vous êtes fatigué l'après-midi, **peut-être manquez-vous de protéines ?** Les études ont prouvé que le manque de protéines peut entraîner stress, fatigue et irritabilité. Pour ne pas « encrasser » les intestins, évitez toutefois de mélanger les céréales et les protéines d'origine animale.

9• Buvez régulièrement

Une bonne **hydratation*** est essentielle. Adaptez la quantité d'eau à vos activités et à la chaleur. Au minimum, buvez 1,5 litre par jour réparti tout au long de la journée.

10• Prenez des collations

Pour éviter les « coups de barre », prévoyez en plus de vos trois principaux repas **de petites collations :** une poignée d'amandes et un carré de chocolat noir, un œuf dur, un fruit… Ces pauses permettent **de recharger efficacement les batteries !**

Journée type 100 % énergie

Les quantités indiquées peuvent varier d'une personne à l'autre selon le sexe, l'âge, la corpulence...

Petit déjeuner :

- 1 jus de citron pressé dans un verre d'eau
- 1 thé vert
- 2 tranches de pain complet avec beurre et miel
- 1 laitage (lait, yaourt ou fromage blanc) ou lait végétal
- 1 smoothie* énergie ou des fruits

Collation : 1 poignée d'amandes ou de noisettes

Déjeuner :

- Crudités ou soupe
- Protéines végétales (légumineuses, tofu, soja...) ou poisson ou crustacés
- Légumes à volonté
- 200 g de féculents cuits ou 2 tranches de pain (complet ou aux céréales de préférence)
- 1 cuil. à soupe d'huile d'olive ou de noix ou de colza
- 1 yaourt ou fromage blanc
- Fruit ou salade de fruits ou compote (sans sucre ajouté)

Collation : 1 carré de chocolat noir, 1 poignée d'amandes ou de noisettes ou de fruits secs (abricots, figues, raisins...)

Dîner :

- Crudités ou soupe
- Viande ou poisson ou 2 œufs
- Légumes cuits à volonté
- 1 cuil. à soupe d'huile d'olive ou de noix ou de colza
- 30 à 40 g de fromage
- 2 tranches de pain (complet ou aux céréales de préférence)
- 1 fruit ou compote ou salade de fruits

Amour

Avez-vous remarqué l'énergie débordante que l'on a lorsque l'on tombe amoureux ? Bien sûr, cela n'arrive pas tous les jours et cet état de grâce ne dure qu'un temps...

Mais il y a toutes sortes d'amour que nous pouvons cultiver au quotidien : l'amour pour ses enfants, l'amour pour sa famille, l'amitié, l'amour pour son conjoint... Je parle ici de **l'Amour avec un grand A, l'amour universel !**

Savez-vous que **l'amour est réellement indispensable à la vie ?** C'est une réserve inépuisable d'énergie que nous avons tous dans notre cœur. Il suffit juste de la laisser circuler en apprenant à la donner et à la recevoir chaque jour.

Apprenez à recevoir l'amour

Listez les personnes qui vous témoignent des marques d'amour, d'affection, d'amitié – toutes ces personnes bienveillantes qui vous apportent de l'aide, un sourire, une parole réconfortante, que ce soit à la maison, au travail, pendant vos loisirs ou à tout autre moment.

....

....

....

Mettez de l'amour chaque jour dans votre vie

Apprenez à donner de l'amour en commençant par vous-même. Listez tout ce que vous aimez en vous, physiquement, intellectuellement, émotionnellement ou spirituellement.

....

....

Apprenez à mettre de l'amour dans vos pensées, vos paroles et vos actes. N'avez-vous jamais perçu l'amour qu'un bon cuisinier met dans ses plats ? L'amour qu'un artiste transmet à son public ? D'ailleurs, ne parle-t-on pas de « l'amour du travail bien fait » ? Nous pouvons tous mettre de l'amour dans nos actes quotidiens, apporter une parole d'amour, de réconfort, faire un sourire, tendre la main, que ce soit à nos proches ou à des inconnus. **Donner de l'amour sans rien attendre en retour donne une énergie extraordinaire et contribue beaucoup à notre bonheur.**
N'hésitez pas à transmettre cet amour, que ce soit en paroles ou en actes, et souvenez-vous que tout commence avec la pensée, l'intention.

Faites une expérience : cette semaine, chaque jour, montrez votre amour à une personne.

Qu'allez-vous faire ? Montrer votre gratitude à un collègue ? Faire une surprise à vos enfants ? Écrire une lettre à votre conjoint ? Apporter du soutien à une personne qui en a besoin ?

Lundi : ....

Mardi : ....

Mercredi : ....

Jeudi : ....

Vendredi : ....

Samedi : ....

Dimanche : ....

Notez comment vous vous sentez à la fin de la semaine :

....

....

....

....

Arbre

Les arbres ont une énergie extraordinaire. Ils captent l'énergie de la Terre grâce à leurs racines. Auprès d'eux, on peut se ressourcer et se nourrir de cette vitalité.

Voici un exercice à faire lorsque vous êtes fatigué : vous allez vous régénérer en vous connectant à la force de l'arbre. Cet exercice est aussi très efficace lorsque vous avez une décision importante à prendre. Je me connecte moi-même souvent à la sagesse de l'arbre. L'âge des arbres, souvent centenaires, permet de mettre en perspective la durée de notre propre vie et de prendre du recul face aux problèmes de notre existence.

- Choisissez un arbre majestueux et observez-le.

- Ensuite, asseyez-vous le dos plaqué contre son tronc en veillant à avoir le plus de contact possible avec lui et fermez les yeux.

- Apaisez votre respiration et laissez vos pensées se calmer.

- Laissez venir à vous les sensations (paix, tranquillité, force, sécurité, gratitude, sagesse...).

- Restez ainsi en connexion totale avec l'arbre, sa force, son énergie. Et laissez toutes les cellules de votre corps s'imprégner de cette énergie nouvelle.

Exercice de la posture de l'arbre

- Debout, les pieds joints, déplacez le poids du corps sur une seule jambe et amenez le pied de l'autre jambe en appui sur la cuisse. Aidez-vous de la main pour vous positionner.
- Si la position est trop difficile à tenir, posez le pied plus bas, sur le mollet par exemple (attention : n'appuyez pas sur l'articulation du genou).
- Gardez la colonne vertébrale bien étirée en poussant le coccyx vers le sol et le sommet du crâne vers le ciel, et serrez bien votre ventre.
- Joignez vos mains au niveau de la poitrine et pressez bien les paumes l'une contre l'autre. Relâchez les tensions dans la nuque et les épaules.

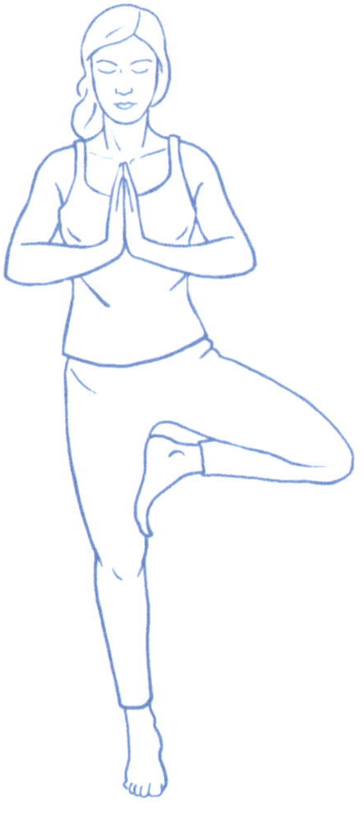

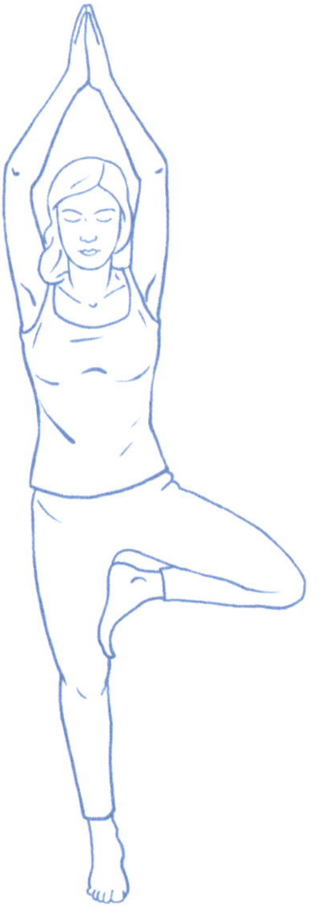

- Si vous êtes à l'aise, montez vos deux mains vers le haut.
- Pour maintenir votre équilibre, gardez les yeux ouverts et placez votre regard sur un point fixe à 1,50 m devant vous.
- Quand vous serez à l'aise, vous pourrez fermer les yeux.

Respiration

Quand vous avez stabilisé votre équilibre, concentrez-vous sur votre respiration :

- Inspirez en comptant mentalement jusqu'à 3.
- Bloquez votre respiration poumons pleins sur 2 temps.
- Expirez sur 6 temps.
- Bloquez votre respiration poumons vides sur 2 temps.

Puis recommencez l'exercice avec l'autre jambe.

Bienfaits de la posture de l'arbre

- **Permet de travailler l'équilibre.**
- **Apaise l'esprit et augmente la concentration.**
- **Connecte avec l'énergie de la Terre.**
- **Stimule les organes digestifs.**

Automassage
énergétique

Voici un exercice de **Do In*** qui permet de **faire circuler l'énergie vitale dans tout le corps.**

- Debout, les jambes écartées de la largeur du bassin, frottez vos mains l'une contre l'autre dix fois.

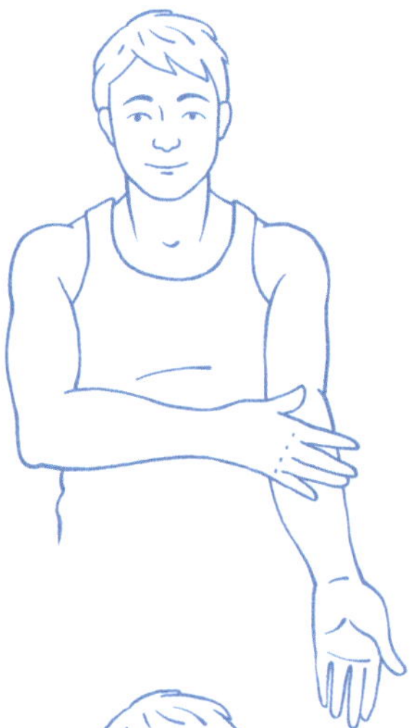

♦ Avec la main droite, tapez l'intérieur du bras gauche en partant de l'épaule jusqu'au poignet et au creux de la main gauche. Puis tournez votre bras gauche et continuez à tapoter l'extérieur du bras gauche en remontant jusqu'à l'épaule. Faites ensuite la même chose avec l'autre bras.

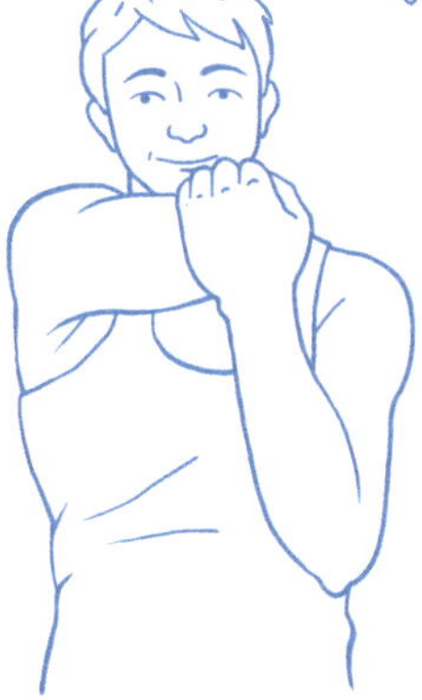

♦ Amenez la main droite derrière le haut du dos en passant par-dessus l'épaule gauche et en soutenant le coude droit avec la main gauche. Tapotez l'épaule et le dos en allant le plus bas possible. Faites la même chose de l'autre côté. Tapotez la poitrine avec la pulpe des doigts (un peu comme un gorille).

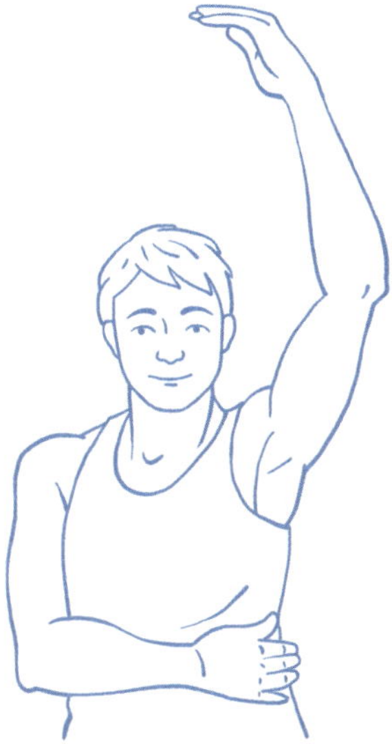

- Levez le bras gauche et, en descendant de l'aisselle jusqu'à la hanche, tapez tout le côté gauche. Faites la même chose de l'autre côté. Avec les deux mains l'une sur l'autre, massez-vous le ventre dans le sens des aiguilles d'une montre.

- Les mains derrière le dos, penchez-vous en avant et, avec les mains ouvertes, tapez le bas du dos en remontant le plus haut possible. Puis descendez sur les fesses et enfin à l'arrière des deux jambes. Une fois en bas, remontez en tapant l'intérieur des deux jambes. Revenez dans la position du début et prenez une grande respiration.

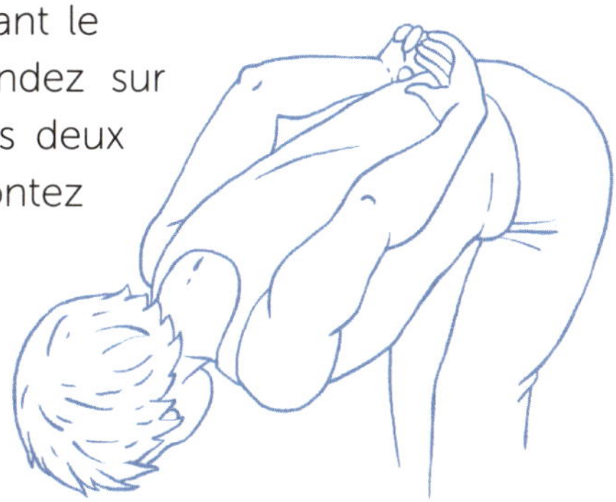

À la fin de l'exercice, fermez les yeux et mettez-vous à l'écoute de vos sensations. **Sentez-vous cet incroyable flux d'énergie qui abonde dans tout votre corps ? Sentez-vous cette agréable sensation de force et de bien-être ?**

Maintenant, c'est à vous de tester !

Bonne résolution

Avez-vous déjà pris de bonnes résolutions ?
Les avez-vous tenues ?
Si vous avez répondu non, rassurez-vous, nous sommes nombreux dans ce cas-là ! Mais cette fois-ci, je vous promets que ce sera différent. Pourquoi ? Parce que je vais vous proposer une STRA-TÉ-GIE.

Vos bonnes résolutions

Listez ici vos bonnes résolutions :

....

....

....

....

Choisissez celle qui est votre priorité :

....

....

....

....

Votre stratégie de réussite en 3 clés

- **Déterminez votre objectif**
  Voir **Objectif***. Vous apprenez à définir de façon claire et précise un objectif réalisable.
- **Créez une habitude**
  Voir **Habitude***. Toutes les stratégies pour que votre résolution devienne un réflexe.
- **Restez motivé**
  Voir **Motivation***. 10 clés pour booster votre motivation.

Café

Le café peut nous stimuler, mais pas forcément de la façon dont on croit. De nombreuses études ont été menées sur les vertus du café. Il en résulte qu'avec une consommation modérée (deux grandes tasses par jour) ses effets peuvent être bénéfiques.

Les bienfaits du café

- Le café **stimule le cerveau.** De par son effet sur le système nerveux central, la caféine améliore les capacités intellectuelles en augmentant la concentration et la durée de la vigilance. Elle retarde l'apparition de la sensation de fatigue, notamment lors des tâches intellectuelles ou répétitives.
- La caféine **peut aider à soulager les maux de tête** et les migraines grâce à une action vasoconstrictrice (elle réduit le diamètre des vaisseaux sanguins).
- Le café **a une action diurétique et stimule la digestion.** Toutefois, associé au lait, le café peut être indigeste car les protéines du lait coagulent dans l'estomac.
- Selon de récentes études, la caféine aurait des vertus protectrices **contre la maladie de Parkinson.**
- La caféine **contribue à la perte de poids** car elle active la lipolyse, c'est-à-dire la destruction des graisses. On la retrouve d'ailleurs dans de nombreuses crèmes amincissantes. Mais attention, elle peut aussi favoriser la rétention d'eau chez certaines personnes et entraîner la formation de cellulite.

Nous ne sommes pas tous égaux face aux effets de la caféine. Ceux-ci peuvent varier fortement d'une personne à l'autre car nous ne l'assimilons pas tous de la même façon.

Attention aux doses

Les vertus du café sont une question de dose et d'assimilation. À consommation modérée, soit une à deux grandes tasses par jour, les effets sur le cerveau sont plutôt bénéfiques : bien-être, bonne humeur, augmentation d'énergie et des capacités intellectuelles. Mais à doses élevées, les effets du café s'inversent pouvant provoquer anxiété, nervosité, agressivité et insomnie.

À SAVOIR

Une tasse de café arabica (6 à 10 g de café) contient 60 à 100 mg de caféine, contre 150 à 250 mg pour une tasse de café robusta. Les cafés filtres contiennent, en théorie, plus de caféine que les expressos car la durée d'infusion est plus grande. Ceci dit, plus l'expresso est serré, plus la teneur en caféine augmente.

Café et sommeil

La caféine intervient sur la région du cerveau qui gère les cycles du sommeil et de la veille. Elle augmente le temps d'endormissement et impacte la qualité du sommeil en réduisant le temps consacré au sommeil profond. Un café pris six heures avant de s'endormir réduirait le temps de sommeil d'une heure.

SOS énergie

Vous avez un besoin immédiat de recharger vos batteries ? Buvez une tasse de café et faites une petite sieste de 15 à 30 minutes maximum. Vous vous réveillerez en pleine forme. Attention à ne pas faire une sieste trop longue, vous risquez d'être « au radar » tout l'après-midi et d'avoir du mal à vous endormir le soir.

Chakra

La notion de chakra est présente dans de nombreuses traditions yogiques et spirituelles. Le mot chakra, qui signifie « roue » en sanscrit, désigne des centres énergétiques répartis dans notre corps. **Nous avons sept chakras principaux qui ressemblent à des petits tourbillons**, comme des vortex d'énergie. Dans la plupart des traditions, les chakras sont associés à une couleur, un organe principal et une émotion.

À quoi sert un chakra ?

Le rôle des chakras est primordial dans notre équilibre. Les chakras sont comme des capteurs qui servent à absorber l'énergie vitale qui nous entoure et à la transmettre à notre réseau énergétique. Cette énergie est nommée *chi* ou *prana* selon les traditions.

Les 7 chakras principaux

	Zones associées	Fonction
Chakra couronne	cerveau et corps dans son ensemble	union
3e œil	système nerveux, yeux, oreilles, nez	perception
Gorge	cou, épaules, thyroïde	créativité, communication
Cœur	cœur, poumons, bras, mains, système immunitaire	amour
Plexus solaire	estomac, intestin grêle, foie, rate, pancréas	volonté, puissance
Chakra sacré	système reproducteur, reins, vessie, sang	plaisir, créativité
Chakra racine	gros intestin, jambes, pieds, os	ancrage sur Terre, survie

Comment redynamiser vos chakras ?

Si un chakra fonctionne mal, par exemple s'il est fermé ou s'il tourne dans le mauvais sens, l'énergie circule moins bien. L'organe qui dépend de ce chakra peut alors s'affaiblir, entraînant des dérèglements physiques mais aussi psychiques.

Voici quelques exercices simples pour les redynamiser :

	Troubles	Exercice
Chakra couronne (situé au sommet du crâne) **Couleur :** violet	Doute, abattement, déconnection/maladies chroniques, migraines, sinusites	30 minutes avant d'aller vous coucher, déposez un mouchoir imbibé de quelques gouttes d'huile essentielle de lavande sur votre table de nuit. La lavande calme l'esprit et aide à chasser les idées noires. Au moment du coucher, imaginez-vous au sommet d'une montagne, à la tombée de la nuit, entouré d'une magnifique lumière violette.
3e œil (situé entre les deux yeux, légèrement au-dessus) **Couleur :** indigo	Hypersensibilité, désintérêt, difficultés de concentration/maux de tête, troubles moteurs et sensoriels	Avant de vous endormir, posez sur votre front une pierre de lapis-lazuli.
Gorge (situé au niveau de la gorge) **Couleur :** turquoise	Stress, manque de communication, instabilité/maladies thyroïdiennes, douleurs à la nuque	Méditez en vous concentrant sur ce chakra et en visualisant la couleur turquoise, cela vous permettra d'améliorer votre lucidité pour prendre de bonnes décisions.

Cœur (situé au centre de la poitrine) **Couleur** : vert	Méfiance, égoïsme, manque d'acceptation, jalousie, paresse, lâcheté/maladies cardiaques et pulmonaires, problème de tension, fatigue	Faites une promenade en forêt en respirant tous les parfums qui se dégagent et concentrez-vous sur les différentes nuances de vert que la nature vous offre.
Plexus solaire (situé à la pointe du sternum) **Couleur** : jaune	Agressivité, craintes, insomnie, dureté/surpoids, diabète, problème d'estomac	Buvez un jus de citron dans un verre rempli d'eau chaque matin et portez des vêtements de couleur jaune. Bonne humeur garantie toute la journée !
Chakra sacré (situé sous le nombril) **Couleur** : orange	Manque d'assurance, impuissance, gourmandise excessive, culpabilité/trouble de la prostate ou des organes féminins, lombalgie, maladie des reins	Chaque soir, écrivez dans un carnet tous les petits plaisirs que vous avez eus dans la journée puis fermez les yeux et concentrez-vous une minute sur un sentiment de joie et de gratitude pour toutes ces belles choses.
Chakra racine (situé au niveau du périnée) **Couleur** : rouge	Fatigue, déprime, méfiance, peur existentielle, attitude négative/constipation, maladies articulaires	Pour travailler sur votre ancrage et vous relier à la Terre, portez des chaussures rouges et jardinez le plus souvent possible.

Comment harmoniser tous les chakras ?

Vous l'avez compris, pour avoir un bon niveau d'énergie, il est indispensable que les chakras, qui sont des capteurs d'énergie, fonctionnent correctement.
Voici un exercice global qui va vous permettre de les harmoniser. Faites-le d'abord trois jours de suite puis une fois par semaine.

Tout d'abord, notez comment vous vous sentez avant de commencer :

....

- Allongez-vous confortablement sur le dos, la tête à plat ou à peine surélevée de façon à ce que les cervicales soient bien alignées.
- Fermez les yeux et concentrez-vous quelques instants sur votre respiration. Respirez profondément pour détendre votre corps et apaiser votre mental.
- Puis mettez toute votre attention sur le **chakra couronne** situé au sommet du crâne et visualisez une sphère de lumière violette. Laissez cette douce lumière s'installer puis s'agrandir. Gardez une respiration profonde.
- Passez ensuite au **3e œil** situé entre les deux yeux, légèrement au-dessus, et visualisez une couleur bleu indigo.
- Passez au chakra situé au niveau de la **gorge** et visualisez une sphère de couleur turquoise.
- Faites de même avec chaque chakra. Vert pour le chakra du **cœur** situé au centre de la poitrine, jaune pour le **plexus solaire** situé à la pointe du sternum, orange pour le **chakra sacré** situé sous le nombril.
- Et finissez par le **chakra racine**, situé au niveau du périnée, associé à la couleur rouge qui assurera votre ancrage.
- À la fin de l'exercice, prenez quelques instants pour observer.

Que ressentez-vous à présent ?

....

Chocolat

« Heureux chocolat, qui après avoir couru le monde, à travers le sourire des femmes, trouve la mort dans un baiser savoureux et fondant de leur bouche. »

Anthelme Brillat-Savarin

Ah ! Je vois d'ici votre œil brillant, votre intérêt gourmand ! **Et si manger du chocolat était la façon la plus agréable d'augmenter son niveau d'énergie ?** Connaissez-vous vraiment le chocolat ? Est-ce un ami qui vous veut du bien ou, au contraire, un ennemi rusé, plus dangereux qu'il n'en a l'air ? Pour savoir si vous êtes un « pro » du chocolat, jouez le jeu en répondant à ce petit quiz. Les réponses vont peut-être vous étonner.

Quiz : le chocolat en 10 questions

1 • Le chocolat est un aliment très énergétique ❑ VRAI ❑ FAUX

2 • Le chocolat a une capacité antioxydante plus élevée que le thé ❑ VRAI ❑ FAUX

3 • Le chocolat contient de la caféine ❑ VRAI ❑ FAUX

4 • Le chocolat blanc est moins sucré que le chocolat noir ❑ VRAI ❑ FAUX

5 • Manger du chocolat fatigue l'organisme ❑ VRAI ❑ FAUX

6 • Le chocolat aux noisettes et aux amandes est à bannir ❑ VRAI ❑ FAUX

7 • Le chocolat au lait est plus gras que le chocolat noir ❑ VRAI ❑ FAUX

8 • Le chocolat noir est plus riche en magnésium que le chocolat au lait ❑ VRAI ❑ FAUX

9 • Le chocolat est aphrodisiaque ❑ VRAI ❑ FAUX

10 • Manger deux carrés de chocolat par jour est mauvais pour la santé ❑ VRAI ❑ FAUX

Réponses

1 • Le chocolat est un aliment très énergétique : VRAI

Avec plus de 500 Kcal/100 g, le chocolat est très énergétique. Cette énergie provient essentiellement des lipides (30 %) présents dans le beurre de cacao et des glucides (50 à 60 %) apportés par le cacao et le sucre ajouté.

2 • Le chocolat a une capacité antioxydante plus élevée que le thé : VRAI

Le cacao a une capacité antioxydante deux à trois fois plus élevée que celle du thé vert et quatre fois plus que celle du thé noir, et ce grâce aux flavonoïdes et aux minéraux (zinc, manganèse, cuivre) particulièrement actifs qu'il contient.

3 • Le chocolat contient de la caféine : VRAI

Le chocolat en contient 70 mg/100 g, ce qui a pour effet d'augmenter la sécrétion d'épinéphrine, une hormone cousine de l'adrénaline. De plus, le chocolat contient de la théobromine qui, elle aussi, a un effet énergisant.

4 • Le chocolat blanc est moins sucré que le chocolat noir : FAUX

Le chocolat blanc est composé de beurre de cacao, de lait et de sucre. Il est deux fois plus riche en sucres simples que le chocolat noir. Par contre, il ne contient pas du tout de cacao, qui renferme les substances intéressantes pour la santé.

5 • Manger du chocolat fatigue l'organisme : FAUX

Bien au contraire ! S'il est consommé en quantité raisonnable (pas plus de deux carrés par jour), il est excellent pour la santé.

6 • Le chocolat aux noisettes et aux amandes est à bannir : FAUX

Surtout pas, c'est trop bon ! D'autant que ces fruits oléagineux apportent des lipides polyinsaturés de très bonne qualité, ainsi que du magnésium, du phosphore et un peu de fer végétal. Préférez-le noir et de très bonne qualité. Attention quand même à l'apport calorique final, à consommer avec modération.

7 • Le chocolat au lait est plus gras que le chocolat noir : FAUX

La richesse en cacao du chocolat détermine sa teneur en graisses. Le chocolat noir, riche en cacao, est donc plus gras que le chocolat au lait. Mais en contrepartie, il contient beaucoup plus de substances intéressantes pour la santé.

8 • Le chocolat noir est plus riche en magnésium que le chocolat au lait : VRAI

Le chocolat noir renferme 112 mg de magnésium pour 100 g et le chocolat au lait seulement 60 mg. Le magnésium est un excellent antistress qui aide à lutter contre la fatigue et les baisses d'énergie.

9 • Le chocolat est aphrodisiaque : VRAI

Grâce à la phényléthylamine, le chocolat est aphrodisiaque. Cette molécule stimule la fabrication par le cerveau de dopamine.

10 • Manger deux carrés de chocolat par jour est mauvais pour la santé : FAUX

Vous l'aurez compris, la consommation de chocolat n'est pas mauvaise pour la santé à raison de quelques carrés par jour. Ses vertus sont très nombreuses et ont été démontrées par des études scientifiques sérieuses.

À SAVOIR

Les flavonoïdes sont à l'origine de l'amertume caractéristique du chocolat noir. Ces substances ont un effet antiâge sur notre corps.

Les mille et une vertus du chocolat

- **Énergisant** grâce à la théobromine, à la caféine, à la vitamine B1 et à son pouvoir calorique (glucides rapides et acides gras pour l'énergie à long terme).
- **Antidépresseur** par sa richesse en **magnésium*.**
- **Antiâge** grâce à la vitamine E et surtout aux flavonoïdes et aux polyphénols qui sont des antioxydants neutralisant les radicaux libres.
- **Antifatigue** grâce au magnésium et au potassium.
- **Propriétés euphorisantes, aphrodisiaques et psychostimulantes.**
- **Décontractant musculaire** par sa richesse en magnésium et en potassium.
- **Bon pour le cholestérol** grâce aux flavonoïdes, acides gras insaturés et à la vitamine B3.
- **Bon pour le cœur** grâce aux flavonoïdes.
- **Source de minéraux majeurs et d'oligo-éléments indispensables :** phosphore, fer, cuivre et quelques vitamines du groupe B.

Pourquoi le chocolat rend-il « accro » ?

À cause des **endorphines** qu'il libère ! Ces hormones nous procurent un sentiment de **plaisir**, d'**apaisement** et de **bien-être.** Voilà pourquoi il est si difficile de manger un carré de chocolat sans avaler toute la tablette !

Citron

Si je ne devais vous donner qu'un seul conseil pour augmenter votre énergie, je crois que ce serait celui-ci : **buvez un jus de citron chaque matin !**

C'est ce que je fais depuis plusieurs années et, croyez-moi, le résultat est spectaculaire ! Ce simple geste permet de détoxifier entièrement l'organisme. J'avoue que je ne suis pas une adepte des monodiètes ou des produits coûteux censés améliorer la santé. Le citron présente l'avantage d'être accessible à tous et, compte tenu de ses nombreux bienfaits, je vous conseille de le tester.

Comment le consommer ?

- Choisissez de préférence des citrons frais bio et de l'eau minérale. Évitez le citron déjà pressé en bouteille, il n'a pas les mêmes vertus.
- Dans un verre d'eau tiède ou à température ambiante, pressez un citron (ou un demi selon sa taille) et buvez-le au réveil et à jeun ou au moins 30 minutes avant votre petit déjeuner.

Je parie que vous allez l'adopter dans vos nouvelles habitudes santé !

À SAVOIR

Pensez à vous brosser les dents après avoir bu le citron car il peut attaquer l'émail.

Le top 5 des bienfaits du citron

1 • **Stimule le système immunitaire :** grâce à sa riche teneur en vitamine C, le citron est anti-inflammatoire, antibactérien et antiviral, ce qui permet de lutter contre certaines maladies (rhume, grippe, mal de gorge, maux de tête).

2 • **Action détox très puissante :** riche en minéraux et en vitamines, le citron a une action dépurative pour le foïe (c'est d'ailleurs un excellent remède contre la gueule de bois !). Grâce à son action diurétique, il aide aussi le système urinaire à éliminer les toxines. En outre, il lutte contre la constipation et facilite la digestion.

3 • **Régule le taux d'acidité du sang :** le citron est acide, mais dans l'organisme, sa richesse en minéraux le rend alcalin, ce qui lui permet de réguler le pH du sang et ainsi de contribuer à éviter beaucoup de maladies dues à une trop grande acidité du sang (par exemple les inflammations articulaires).

4 • **Propriétés amincissantes :** les propriétés du citron dans ce domaine ne sont plus à démontrer. Grâce à sa teneur en pectine, il aide à réduire l'appétit, et son action détox favorise la perte de poids.

5 • **Antifatigue :** l'eau citronnée permet de réhydrater le système lymphatique et d'éviter le coup de fatigue, le manque d'énergie chronique et l'insomnie. De plus, la vitamine C qu'elle contient en fait une alliée précieuse pour retrouver son énergie.

Cœur

La gestion du stress au quotidien vous permet de récupérer sérénité et énergie et vous évite la fatigue physique et émotionnelle.
Ici, je vous présente une technique simple mais trop peu connue à mon goût : **la cohérence cardiaque.** Elle est utilisée notamment par les pilotes de chasse pour gérer leur stress pendant les combats.
Sans entrer dans des explications trop techniques, il est tout de même intéressant de savoir que notre système nerveux se compose de deux parties :

- **le système nerveux autonome sympathique qui a un rôle d'accélérateur :** c'est lui qui produit l'adrénaline, la dopamine, le cortisol (l'hormone du stress) ;

- **le système nerveux autonome parasympathique qui a un rôle de frein :** c'est lui qui produit, entre autres, la sérotonine et la DHEA (l'hormone de jeunesse).

D'autre part, dans le cœur nous avons des cellules nerveuses (neurones) qui envoient des « ordres » au cerveau auxquels celui-ci obéit. Si par une technique de respiration telle que la cohérence cardiaque on peut agir sur le cœur, alors celui-ci pourra à son tour agir sur le cerveau.

La cohérence cardiaque est une technique de respiration très simple qui a été importée en France par le Docteur David Servan-Schreiber. Grâce à cette technique, on obtient une **régulation des battements cardiaques qui va entraîner la régulation du système nerveux autonome** et donc, pour schématiser, **compenser l'état de stress.**

Prenons un exemple : vous vous disputez sérieusement avec votre compagnon. Votre cerveau va libérer une dose de cortisol (l'hormone du stress) qui peut mettre jusqu'à cinq heures pour être évacué. Si vous pratiquez la cohérence cardiaque, votre cerveau va alors libérer une dose de DHEA qui va neutraliser **en quelques minutes** l'effet du cortisol et réguler votre état de stress.

La cohérence cardiaque en pratique

- Installez-vous confortablement en position assise, le dos bien droit.

- Inspirez et comptez mentalement jusqu'à 5, puis expirez et comptez jusqu'à 5 pendant 5 minutes. Ne bloquez pas votre respiration, **l'air doit circuler librement avec fluidité.** Concentrez **votre attention sur votre cœur.**

Vous pouvez trouver de nombreuses applications à télécharger pour vous guider dans vos respirations.

La cohérence cardiaque est une technique vraiment extraordinaire qui, du fait de ses nombreux impacts positifs sur la santé, devrait être enseignée à tous.

L'idéal, pour un effet optimum, est la **formule 365**. Cela consiste à faire cet exercice 3 fois par jour avec 6 respirations par minute pendant 5 minutes.

Collation

Lorsque nous manquons d'énergie, certains d'entre nous ont tendance à grignoter. Notre corps se trouve alors légèrement en hypoglycémie et déclenche une fringale qu'on a besoin d'assouvir. C'est un phénomène tout à fait normal et banal. Encore faut-il choisir les bons aliments pour retrouver sa vitalité.

Voici quelques idées de collations qui vont vous permettre de recharger vos batteries en attendant le prochain repas.

Collation antistress

Ingrédients :

- Fromage blanc
- ½ banane

Si vous supportez bien les produits laitiers, vous pouvez adopter cette collation qui va vous caler grâce aux protéines du fromage blanc et aux fibres de la banane. Ces deux aliments sont riches en tryptophane, un acide aminé essentiel qui joue un rôle important de **prévention contre le stress et les troubles d'humeur**.
Il est reconnu pour son action **antidépresseur** et **facilite le sommeil** en augmentant la synthèse de mélatonine (hormone du sommeil).

Collation antiâge

Ingrédients :

- 1 jus de citron dans un grand verre d'eau ou un thé vert (selon la saison et l'envie)
- 1 pomme

La pomme va vous caler grâce à la pectine qu'elle contient et le citron ou le thé ont une action antiâge grâce à leurs antioxydants.

Collation « anticoup de pompe »

Ingrédients :

- 2 carrés de chocolat noir (au moins 70 % de cacao)
- 1 poignée d'amandes (6 ou 7)

Cette collation est une recharge en **magnésium*** garantie ! Elle est idéale pour remobiliser sa concentration en cas de travail intellectuel.

Collation bonne humeur et énergie

Ingrédients :

- 1 pamplemousse
- 1/5 d'ananas

L'ananas est riche en tryptophane, comme la banane, et le pamplemousse regorge de vitamine C. Mixés ensemble, ils se transforment en délicieux **smoothies*** !

D-E

Désordre

Voir aussi Organisation et Procrastination**

Le désordre entraîne une fuite d'énergie considérable. Il nous fait perdre un temps précieux et distrait notre esprit avec tout ce qui traîne dans notre champ visuel.

Pourquoi est-ce si difficile de ranger ?

La réponse est très simple : parce que nous avons **trop de choses et pas assez de place.** Du coup, ranger devient un casse-tête pour nous-mêmes et pour notre entourage.
L'autre raison qui nous empêche de ranger est le **manque d'organisation et de logique** (placard mal adapté, pas au bon endroit, etc.).
De plus, avez-vous remarqué comme **le désordre est contagieux ?** Il suffit de laisser traîner une petite chose sur une table pour qu'en une demi-journée cette même table soit envahie par les affaires de tous les membres de la famille. Hé oui, le désordre appelle le désordre ! Et essayer de faire ranger les autres fait aussi perdre beaucoup d'énergie (je parle en connaissance de cause !).

Par où commencer ?

Tout d'abord, il faut **désencombrer**, c'est-à-dire faire de la place et alléger sa maison qui déborde : se débarrasser de tous les objets inutiles, en double, cassés, qu'on trouve laids, qu'on n'aime plus et dont on ne se sert plus, ainsi que tout ce que nous gardons « au cas où ».

La méthode paraît simplissime : désencombrer, c'est trier, jeter, ranger. Mais présentée comme cela, elle n'est pas très engageante. Alors suivez-moi, je vous propose une méthode !

Chasse aux trésors pour réfractaires au rangement

- **Tout d'abord choisissez votre « terrain de jeu » :** le tiroir de la cuisine, une étagère du placard d'entrée, la table du salon ?
- **Choisissez le temps que vous allez lui consacrer :** c'est très important pour ne pas vous lasser et perdre votre motivation.
- **Choisissez vos partenaires de jeu :** pourquoi ne pas demander aux membres de la famille de participer ?
- **Matériel :** un minuteur, un sac poubelle, un bac « à ranger », un bac « à donner ».

Règles

- **Triez** : videz entièrement le contenu de votre étagère ou tiroir et mettez de côté ce que vous voulez garder. Dans le bac « à ranger », mettez tous les objets que vous gardez mais qui n'ont pas leur place ici.
- **Jetez** tout ce qui est inutilisable.
- **Donnez**, recyclez.
- **Rangez** ce qui reste.

Commencez par 15 minutes de rangement par jour ; cette régularité finira par porter ses fruits autour de vous.

« Une place pour chaque chose
et chaque chose à sa place. »

Samuel Smiles

Do In

Voir aussi *Automassage énergétique**

Le Do In est une technique globale d'automassages dérivée du shiatsu. Elle permet d'harmoniser et de réguler la libre circulation de l'énergie dans le corps.
Lorsque la circulation de l'énergie dans notre corps se fait mal, on a un déséquilibre qui entraîne des petits problèmes de santé : douleurs, dysfonctionnements divers...

Le Do In s'adresse à tout le monde. En fonction de votre ressenti, vous exercez des pressions plus ou moins appuyées.

Automassage antifatigue

Ce massage permet de tonifier et de régénérer les cellules de votre visage. Il est idéal pour chasser la fatigue.

- Avec les doigts en « griffes », partez du milieu du crâne et tirez vers l'extérieur. Commencez de l'avant de la tête jusqu'à la nuque.

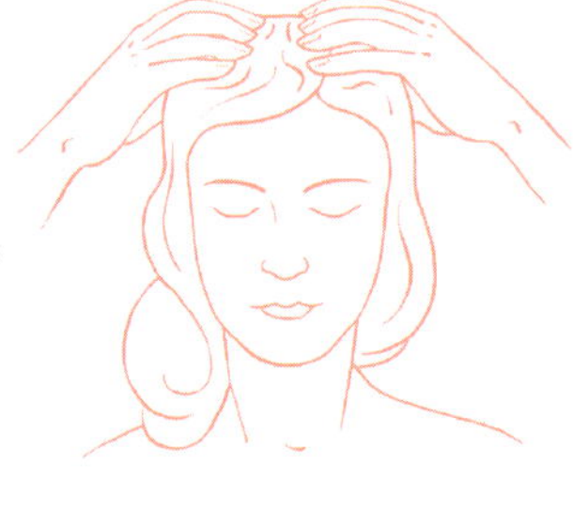

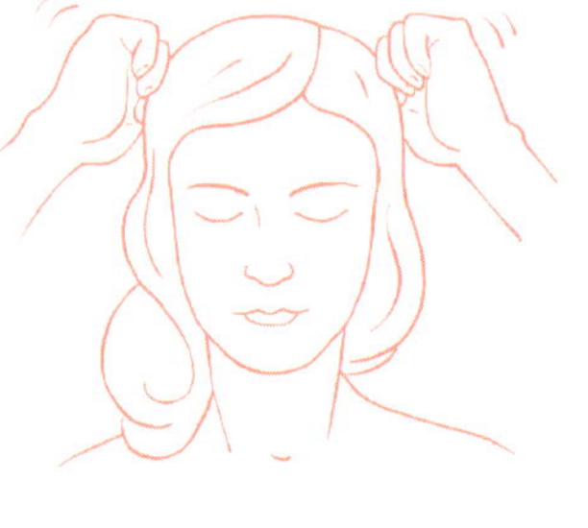

- Puis fermez les poings et tapotez le dessus du crâne tout en douceur.

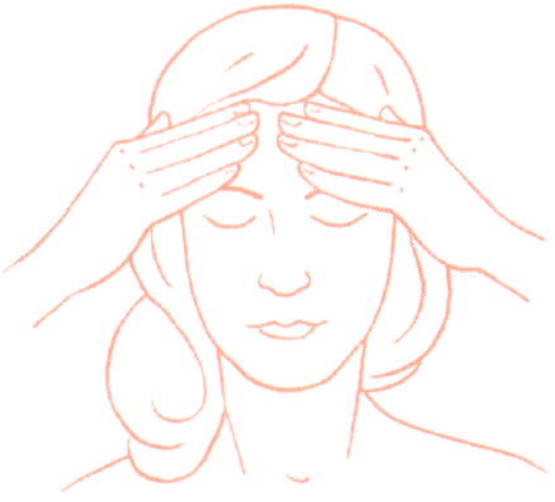

♦ Avec les deux mains, lissez le front du milieu vers l'extérieur. Lissez ensuite les sourcils en partant de l'intérieur jusqu'à l'extérieur de chaque sourcil et faites un petit cercle avec la pulpe de vos doigts sur les tempes. Recommencez ce geste plusieurs fois. Avec l'ensemble des doigts, effectuez des cercles dans les deux sens au niveau des tempes.

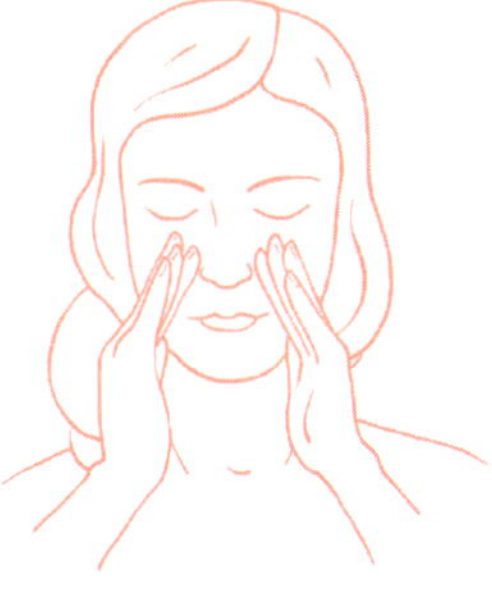

♦ Avec les index, frictionnez de part et d'autre votre nez. Puis amenez vos index au niveau de deux points situés juste à l'extérieur des narines et maintenez une légère pression en tournant dans un sens puis dans l'autre. Ce geste vous permet de contrôler les sinus.

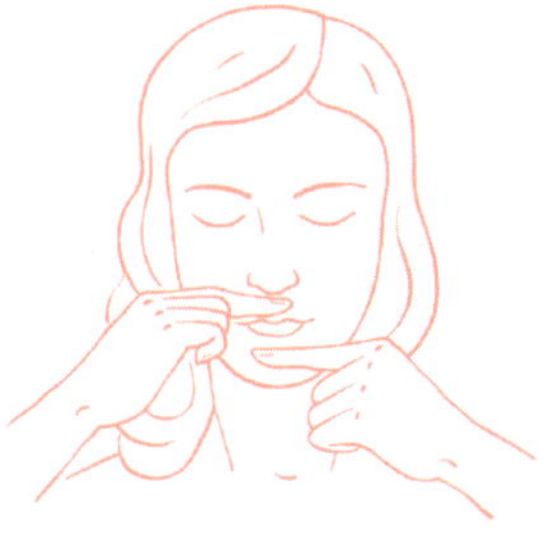

♦ Avec les index, frottez le dessus et le dessous de la bouche. Enfin, entre le pouce et le côté de l'index replié, pincez la peau du menton en tirant vers le bas. Faites des petits « pincé-tiré » du menton puis tout le long de la mâchoire inférieure jusqu'aux oreilles.

Émotion

La façon dont nous gérons nos émotions peut booster ou saper notre énergie. Une magnifique surprise, et tout de suite nous avons une énergie décuplée. À l'inverse, une mauvaise nouvelle va nous « couper les pattes ».

S'il est effectivement plus facile d'avoir une bonne énergie quand tout va bien, il n'est pas inéluctable de se sentir épuisé quand les choses ne vont pas comme nous voulons. Les fuites d'énergie sont souvent dues à des sentiments négatifs tels que la colère, la frustration, la culpabilité, la jalousie, l'angoisse, la peur, etc. **Un état émotionnel négatif peut ruiner votre journée.**

Il est donc important de repérer les situations qui sapent notre énergie de façon à pouvoir **neutraliser les émotions négatives** et réinvestir cette énergie dans les choses qui en valent la peine. C'est exactement ce que je suis en train de faire en écrivant ce chapitre. Suite à un événement, j'ai éprouvé une grande colère. Au bout d'un moment deux solutions s'offraient à moi :

- **tourner en boucle cet événement dans ma tête**, en ressassant, en en parlant autour de moi avec uniquement ma vision de la situation ;

- **changer mon angle de vue sur la situation** (se mettre à la place de l'autre est un excellent moyen), prendre du recul et, au bout du compte, investir cette énergie de colère dans quelque chose de beaucoup plus positif.

Quand les émotions débordent, le cerveau ne raisonne plus. On peut alors dire ou faire des choses qu'on ne maîtrise plus et les regretter plus tard. Et quand l'émotion retombe, on se retrouve souvent complètement épuisé.

Émotion et énergie

Une émotion est une énergie qui se crée au sein de notre subconscient. Sa puissance et son importance dépendent du vécu de chacun. Un même événement vécu par deux personnes différentes n'entraînera pas la même émotion chez chacune d'elles. L'émotion dépend de l'histoire de chacun. Il peut arriver que certaines circonstances fassent écho à des situations déjà vécues. Ces « souvenirs », souvent inconscients, vont créer des sortes de « nœuds » qu'il va falloir apprendre à dénouer pour mieux gérer ses émotions.

Les émotions positives peuvent avoir un impact important sur notre bien-être. *A contrario*, l**es émotions négatives** peuvent être, à long terme, de véritables poisons pour notre mental et notre santé physique. En effet, nous somatisons souvent les émotions négatives que nous portons comme des fardeaux. On peut ainsi engendrer dans le corps des blocages de l'énergie vitale et, à terme, des troubles fonctionnels.

Émotion et maîtrise de soi

Comment rester maître de soi quand une forte émotion nous submerge ?

Comme nous l'avons vu, l'émotion est une énergie. Elle n'est pas votre ennemie. C'est simplement votre subconscient qui cherche à attirer votre attention. Il n'est donc pas souhaitable de s'en débarrasser ou de la refouler. Voici les étapes pour apprendre à canaliser ses émotions.

Étape 1 : prendre du recul

C'est une étape **indispensable**. J'avoue qu'étant de nature impulsive, c'est l'étape la plus difficile pour moi. Mais tout s'apprend, croyez-moi. Face à l'émotion, faites un pas en arrière. Par exemple, changez de lieu et attendez que la pression retombe ou pratiquez des exercices respiratoires (la **respiration ventrale*** est idéale dans ce cas). Prenez le temps nécessaire, plusieurs heures, plusieurs jours. Plus l'émotion est forte, plus il faut de temps pour retrouver sa lucidité. En outre, ce temps vous permet **d'étudier la situation** et de demander conseil.

Étape 2 : accueillir l'émotion

Prenez conscience de l'émotion qui vous envahit, accueillez-la avec bienveillance, comme si vous étiez observateur. *Je ressens telle émotion. Quelle est cette émotion ? Comment se traduit-elle dans mon corps ? Ai-je la gorge nouée ? Le cœur qui s'emballe ? Les mains moites ?*

Essayez de mettre des mots sur ce que vous ressentez. L'écrit peut être une technique très efficace pour canaliser une émotion.

Étape 3 : analyser la situation

Posez-vous des questions précises sur la situation qui a engendré cette émotion. Essayez aussi de comprendre pourquoi vous ressentez une telle émotion. Allez chercher ce qui fait écho en vous. Par exemple : la peur de l'abandon, de ne plus être aimé, d'être ridicule...

En neurosciences, on estime que le cerveau est divisé en deux : **l'esprit rationnel et l'esprit émotionnel.** Grâce à cette analyse, d'une part vous passez en mode « raisonnement » – donc vous quittez l'esprit émotionnel – et d'autre part, vous avez une vue beaucoup plus lucide de la situation. Vous pouvez ainsi donner à chacun sa part de responsabilité, le cas échéant, ou prendre les décisions qui s'imposent en toute sérénité.

Étape 4 : tirer un enseignement

Afin de rester positif et de garder votre énergie intacte, essayez de tirer une leçon de chaque situation. Qu'avez-vous appris sur vous-même ou sur les autres ? Que devez-vous changer la prochaine fois pour mieux réagir ?

Boîte à outils

La maîtrise de soi et la gestion des émotions sur le long terme passent par la confiance en soi. Voici quelques outils pour vous aider à gérer le stress, la peur et les autres émotions sur le long terme en évitant de vous laisser déborder :

- la relaxation ;
- la méditation ;
- la pleine conscience ;
- le yoga ;
- l'affirmation positive ;
- l'exercice physique ;
- la cohérence cardiaque.

Reportez-vous aux fiches de chacun de ces outils **(Relaxation*, Méditation*, Nature*, Yoga*, Affirmation positive*, Activité physique*, Cœur*).**

Énergie

Selon moi, il y a deux types d'énergie :

- **l'énergie immédiate** dont vous pouvez vous servir dès que vous en avez besoin. Elle peut être optimisée par des techniques comme le mouvement, le rire, la musique, etc.

- **l'énergie de fond** qui est une réserve d'énergie plus calme, plus tranquille et beaucoup plus constante. On peut l'acquérir grâce à la méditation, à une bonne hygiène de vie, à une philosophie de vie positive.

C'est un peu la différence entre l'essence et le diesel. Pour vraiment faire le plein d'énergie à 100 %, il faut donc travailler sur ces deux aspects sans oublier de colmater les fuites. Ainsi, vous pourrez utiliser cette énergie pour les activités et les gens que vous aimez.

Pour profiter au mieux de ce coaching, nous allons faire ensemble un petit bilan. Répondez à ce questionnaire pour voir où vous en êtes au niveau énergétique.

Notez de 1 à 10 votre niveau d'énergie actuel :

....

À quel moment de la journée avez-vous le plus d'énergie ? Pourquoi ?

....

....

....

....

À quel moment de la journée avez-vous le moins d'énergie ? Pourquoi ?

Votre budget énergétique

La gestion de votre énergie peut s'apparenter à la gestion de vos finances.

D
E

Vos recettes

Quelles sont les 10 choses qui vous redonnent le plus d'énergie ?
Par exemple : vous promener en forêt, jouer avec les enfants, boire un thé en contemplant le jardin, faire du yoga, discuter avec des amis...

1 •
2 •
3 •
4 •
5 •
6 •
7 •
8 •
9 •
10 •

Vos dépenses

Quelles sont les 10 choses qui vous coûtent le plus d'énergie ?
Par exemple : ranger le désordre, être coincé dans les embouteillages, préparer le repas du soir, s'énerver après les enfants, les urgences de dernière minute...

1 • ....

2 • ....

3 • ....

4 • ....

5 • ....

6 • ....

7 • ....

8 • ....

9 • ....

10 • ....

Grâce à ce guide, trouvez des antidotes à chacune de ces fuites d'énergie.

Équilibre

Dans notre vie, nous avons plusieurs sphères importantes qui vibrent à des niveaux d'énergie différents : la santé, la famille, le couple, le travail, les finances, les relations, l'épanouissement personnel, la gestion du temps, l'entraide.

Où en êtes-vous dans chacun de ces domaines ?

Voici quelques questions pour vous aider :

- Quel est l'état de votre **forme physique** ? Avez-vous assez d'énergie ? Êtes-vous en bonne santé ?
- Quelles sont les **relations** avec vos enfants ? Êtes-vous toujours amoureux de votre conjoint ? Est-ce que votre relation de couple vous satisfait ?
- Aimez-vous votre **travail** ? Est-il en accord avec vos valeurs ?
- Comment se portent vos **finances** ? Avez-vous un budget équilibré ? Avez-vous assez d'argent pour faire ce que vous désirez ?
- Appréciez-vous la qualité de vos relations avec les autres, vos collègues, vos amis ?
- Savez-vous gérer vos **émotions** ? Vous sentez-vous en harmonie avec ce que vous êtes vraiment ?
- Êtes-vous heureux ?
- Savez-vous gérer votre temps ou vous sentez-vous souvent débordé ?
- Contribuez-vous à **améliorer le monde** dans lequel vous vivez ? Aidez-vous les autres ? Avez-vous de la gratitude pour tout ce que vous avez déjà ?

Notez sur une échelle de 1 à 10 où vous vous situez aujourd'hui et coloriez le schéma ci-dessous.

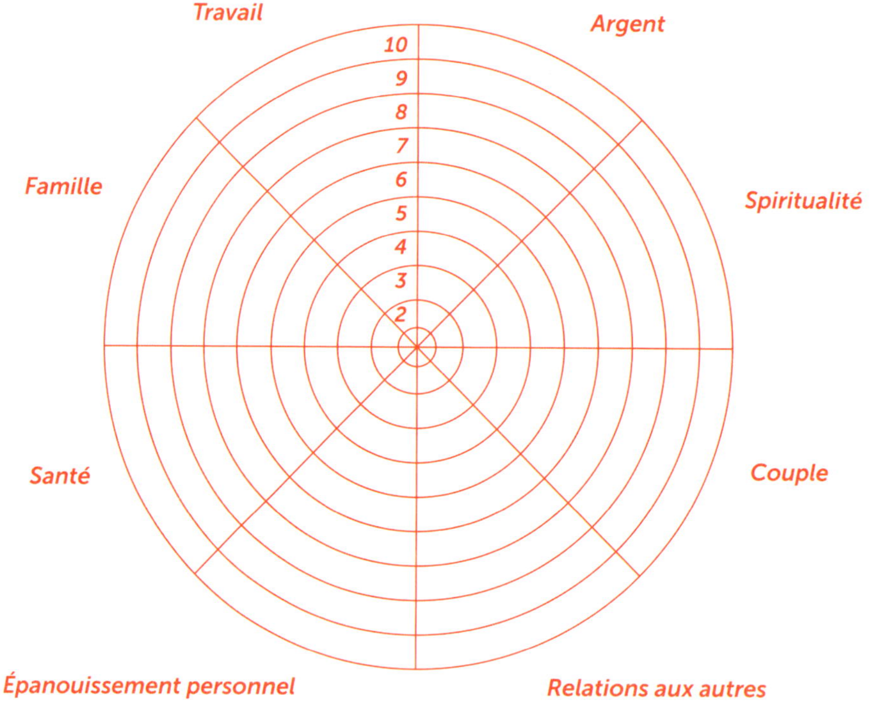

Notre niveau global d'énergie et de bien-être est en étroite relation avec chacun des niveaux de ces domaines. L'idéal serait d'équilibrer et de nous investir dans les sphères qui sont au plus bas. **Parfois une remise en question de notre mode de fonctionnement est indispensable.**

Quels sont les trois domaines sur lesquels vous comptez agir ?

Quelles actions pouvez-vous mettre en place ?

Choisissez une action que vous aller acomplir aujourd'hui, avant la fin de la journée.

Exemples :

- Me renseigner sur les cours de danse près de chez moi.
- Établir un budget.
- Prévoir une sortie en famille.

Exercice physique

Vous voulez accroître votre énergie ? Suivez mon conseil, faites de l'exercice physique (voir aussi **Sport***) ! Je vous ai concocté un programme qui vous permettra en un temps record de tonifier et d'irriguer toutes les parties de votre corps. Ainsi vous augmenterez votre capital énergétique à court et long termes.

Gym express en 5 minutes chrono

Avant d'attaquer ce programme, échauffez-vous pendant quelques minutes en dansant sur place sur votre musique préférée. Choisissez une musique entraînante et veillez à faire de grands mouvements avec les bras et à bouger les jambes en cadence. Ensuite, commencez le programme.

Exercice 1 : la planche

- Ici, l'important est d'avoir les épaules alignées avec les coudes, le dos bien plat (pas cambré) et la nuque dans le prolongement du dos. Serrez fortement vos abdominaux pendant tout l'exercice. Respirez tranquillement et comptez jusqu'à 20.

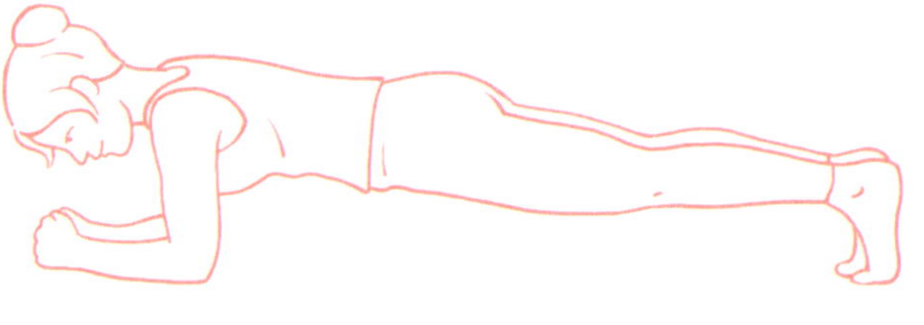

Exercice 2 : les mini-pompes

- Les genoux pliés sur un tapis, l'écartement des mains est plus large que la largeur des épaules, le ventre est serré. Descendez de moitié en inspirant, puis poussez sur vos bras en expirant. Faites cela 10 fois de suite.

Attention : ce mouvement est déconseillé en cas de problèmes d'épaule ou de poignet.

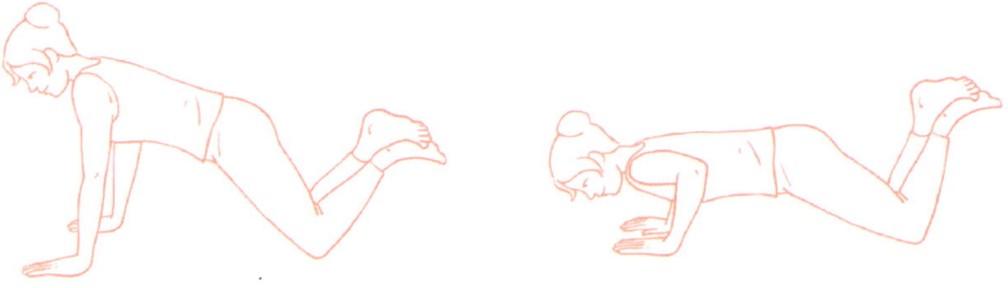

Exercice 3 : les fentes sur place

♦ Debout, jambes écartées de la largeur du bassin, reculez une jambe de façon à ce que l'angle entre la cuisse et le genou soit de 90°, aussi bien pour la jambe arrière que (et même surtout) pour la jambe avant.

Attention : l'axe du genou avant ne doit pas dépasser la pointe de pied. Il doit être aligné avec la cheville.
Le dos est droit et les abdominaux serrés. Pour l'équilibre, appuyez-vous sur un bâton, un mur, une table... Montez en soufflant sans bouger les pieds. Fléchissez en inspirant. Répétez cet exercice 10 fois sur chaque jambe.

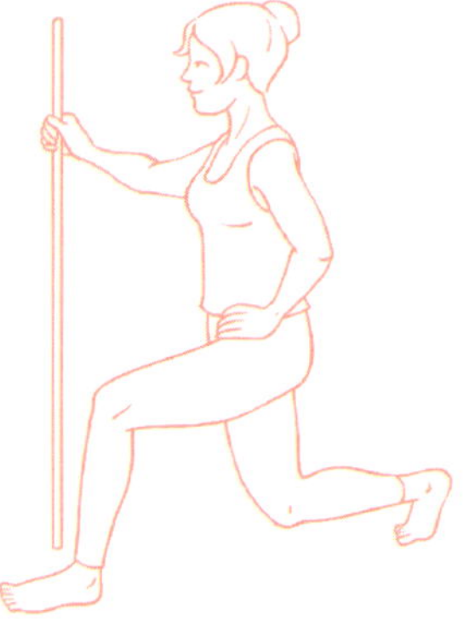

Top chrono 5 minutes

Répétez deux fois cet enchaînement d'exercices avec 30 secondes de repos entre chaque enchaînement :

- **Exercice 1 :** la planche pendant 20 secondes
- **Exercice 2 :** les mini-pompes 10 fois
- **Exercice 3 :** les fentes sur place 10 fois sur chaque jambe

F à J

Fatigue

En manque d'énergie ? Fatigué ? Il est temps de faire le point et de trouver le bon remède.

À quel(s) moment(s) êtes-vous le plus fatigué dans la journée ?

....

....

....

S'agit-il de fatigue physique ou de fatigue intellectuelle ?

....

....

....

Quelles sont les situations qui vous fatiguent ?

....

....

....

Plan antifatigue

Faites le plein de lumière

Passez du temps à l'extérieur, profitez au maximum de la lumière du jour et du **soleil***, surtout en hiver et à l'automne pour éviter le coup de blues hivernal.

Mangez des aliments énergisants

Bannissez ce qui est trop gras ou trop sucré. Préférez les féculents complets (pain ou céréales complètes, légumineuses, orge, avoine, etc.) et pensez à consommer des aliments de saison.

Bougez, bougez, bougez !

L'activité physique entraîne une saine fatigue et donc un repos récupérateur. C'est indispensable pour retrouver et garder son énergie sur le long terme.

Respectez votre sommeil

Évitez les écrans le soir et allez dormir dès les premiers signes de fatigue de façon à respecter vos cycles de **sommeil***. Ainsi vous serez frais et dispos le lendemain matin.

Éloignez les émotions négatives

Entourez-vous de gens positifs, évitez les films ou émissions qui plombent le moral, écoutez de la musique, adonnez-vous à vos passions, faites-vous plaisir.

Détendez-vous

Une courte sieste, un bon bain chaud, une séance de relaxation ou de méditation, ou encore un long massage, rien de tel pour chasser la fatigue physique et les tensions nerveuses.

Consultez votre médecin

En cas de fatigue chronique ou d'épuisement, n'hésitez pas à consulter votre médecin qui pourra vous prescrire un bilan sanguin ou vérifier votre thyroïde.

À SAVOIR

La fatigue physique lutte contre la fatigue intellectuelle et vice versa : 30 minutes de sport permettent la sécrétion d'endorphines et de sérotonine, deux substances indispensables pour retrouver son énergie, et 1 heure de lecture compense la fatigue physique.

Grignotage

La fausse bonne idée lorsqu'on manque d'énergie, c'est de grignoter. Il faut faire la distinction entre grignotage et collation :

- la **collation*** est un en-cas équilibré que vous avez souvent anticipé ;
- le **grignotage**, c'est manger de manière impulsive ce dont on a envie.

On cède au grignotage pour différentes raisons :

1 • **Lorsqu'on fait une légère hypoglycémie :** le corps a besoin de recharger ses réserves énergétiques, ce qui provoque une fringale.

2 • **Lorsqu'on subit ses émotions :** tristesse, ennui, petit choc émotionnel ou mal-être. Dans ce cas, on a envie d'aliments réconfortants.

3 • **Lorsqu'on est soumis à la tentation :** la vue d'aliments à la télévision, une bonne odeur dans la rue...

Selon le cas de figure, on peut trouver des solutions :

Dans le premier cas (fringale), le corps a réellement besoin d'énergie, il faut le lui en apporter. En cas de fringale, on a souvent une envie de sucre.

Or, ce qui est paradoxal, c'est que si vous apportez à votre organisme un sucre rapide (sucreries, gâteaux, sodas, barres chocolatées...), vous allez provoquer une **hypoglycémie réactionnelle** et vous vous sentirez encore plus à plat 30 minutes après !

La solution est de prendre une vraie collation : une tranche de pain complet et une compote sans sucres ajoutés ou une pomme, une poignée de fruits secs (amandes, noix, noisettes).
Dans les deux autres cas, ce n'est pas souvent une faim réelle mais seulement une envie. Là, il suffit de **trouver des astuces pour détourner votre attention.** Sinon le grignotage risque, à la longue, de peser lourd sur la balance.

Astuces antigrignotage

- Se concentrer sur sa respiration pendant 1 minute chrono : inspirez par le nez en comptant mentalement jusqu'à 5, puis soufflez lentement par la bouche en comptant jusqu'à 5.
- Prendre soin de soi : prendre un bain ou se faire les ongles, tout est bon.
- Boire un grand verre d'eau ou une tisane permet de remplir son estomac et suffit parfois à tromper la faim.
- Se plonger dans un bon livre.
- Sortir se promener et respirer le bon air.
- Prendre des nouvelles par téléphone d'un ami ou de sa famille.
- Lire et répondre à ses mails ou à son courrier, trier ses papiers.
- Se lancer dans le rangement d'un placard ou de son bureau.
- Faire des essayages et du tri dans sa garde-robe (l'astuce la plus efficace pour moi !).
- Jardiner, prendre soin de ses plantes.

Habitude

Voir aussi *Routine* et Motivation**

Les petits changements amènent à de grands résultats !
Nous avons tous des habitudes, qu'elles soient bonnes ou mauvaises pour nous. Et avez-vous remarqué la force d'une habitude ? Il est parfois extrêmement difficile de s'en défaire, même si elle est néfaste pour nous.
Pourtant l'habitude est un processus assez simple à comprendre. **Je vous propose d'utiliser la force des habitudes pour élever votre niveau d'énergie au quotidien.**
On peut comparer une habitude au lancement d'une fusée. Le plus difficile, c'est le lancement. Ensuite la fusée dépense de moins en moins d'énergie au fur et à mesure qu'elle s'éloigne de la Terre, jusqu'à ce qu'elle soit en orbite.
La création d'une nouvelle habitude, c'est la même chose : au début, il faut beaucoup de volonté et d'énergie pour la mettre en place. Puis, petit à petit, on sent bien que cela devient plus facile jusqu'au moment où l'habitude devient un réflexe et vous demande peu d'énergie. À ce moment-là, les choses s'inversent : **quand l'habitude est ancrée, il vous faut plus d'énergie pour ne pas la suivre.**

Comment créer une habitude ?

Une seule à la fois

Pourquoi les bonnes résolutions du début d'année ne tiennent pas plus de quelques jours ? Souvent parce qu'on veut trop en faire à la fois. Pour réussir à transformer ses mauvaises habitudes en bonnes habitudes, **il est essentiel de n'en choisir qu'une seule pour commencer.** Quand elle sera ancrée, vous pourrez passer à la suivante. Concentrez-vous d'abord sur l'habitude à changer en priorité.

Donnez-vous 30 jours pour réussir

Il faut une durée minimum pour qu'une habitude devienne un réflexe. Beaucoup parlent de 21 jours pour qu'elle soit ancrée à vie mais parfois, selon les cas, il ne faut que quelques jours et pour d'autres plusieurs mois. Une durée de 30 jours vous permet de tester votre habitude et de récolter assez de résultats bénéfiques qui vous motiveront pour l'ancrer de façon définitive si vous avez besoin de plus de temps.

Quels sont les bénéfices ?

Ce point est essentiel. **Toutes vos habitudes, qu'elles soient bonnes ou mauvaises,** répondent à des besoins. Si vous décidez de changer, assurez-vous que ces besoins soient comblés. Écrivez clairement ce que votre mauvaise habitude vous apporte et assurez-vous que la nouvelle réponde bien à ces besoins.
Par exemple, si vous avez décidé de perdre du poids et que vous êtes très gourmand, assurez-vous que votre nouvelle alimentation réponde à votre besoin de gourmandise. Ne partez pas sur un régime austère mais sur une alimentation plus saine et pleine de saveurs !

Engagez-vous auprès d'autrui

L'engagement public est important pour vous aider à tenir bon. Que ce soit en l'annonçant à votre famille, à un ami ou sur un blog, cela vous permettra d'être plus motivé et de vous sentir soutenu.

Préparez l'environnement

Vous avez décidé de faire du yoga tous les matins ? Préparez votre tapis de gym bien en vue. Vous voulez perdre du poids ? Ôtez toutes les tentations des placards de la cuisine. Vous voulez faire du sport après le travail ? Ayez toujours votre sac prêt dans la voiture.

À SAVOIR

Régularité et constance sont les deux clés indispensables pour que votre habitude tienne dans le temps ; il est important de faire les choses chaque jour et au même moment.

Donnez-vous la permission d'échouer

Pour être honnête, j'ai réussi à changer beaucoup de choses dans ma vie, mais il m'a souvent fallu plusieurs essais. Donc si vous échouez la première fois, ce n'est pas grave ! Améliorez votre angle d'approche et recommencez !

ASTUCE

Parfois, alors que j'ai décidé de prendre une nouvelle habitude, il m'arrive de l'oublier en cours de journée et je me dis, le soir, en rentrant chez moi : « Mince, j'ai oublié de faire du sport aujourd'hui ! » Si vous êtes comme moi, placez des rappels ou des post-it dans des endroits stratégiques de façon à vous souvenir de votre nouvelle habitude.

Hydratation

L'eau est un élément indispensable à la vie : notre corps est composé de 60 à 70 % d'eau selon notre morphologie, elle permet la régulation de la chaleur du corps, l'élimination des déchets, l'hydratation des cellules et de la peau et joue également un rôle capital au niveau neurologique. **L'eau assure donc un rôle majeur dans le maintien de votre niveau d'énergie.**

Chaque jour, nous perdons 2 à 2,5 litres d'eau et nous devons compenser cette perte d'une part grâce à notre alimentation et d'autre part en nous hydratant suffisamment. Bien sûr, les besoins en eau varient d'une personne à l'autre en fonction de sa taille, du climat où elle vit et de son mode de vie.

7 astuces pour boire suffisamment

Prenez le réflexe

La sensation de soif est un signal d'alerte : elle apparaît lorsque l'organisme a déjà perdu de 1 à 3 % de l'eau qu'il contient. Donc **n'attendez pas d'avoir soif pour boire.** Adoptez plutôt de bonnes habitudes qui se transformeront en réflexes, c'est-à-dire qui se feront chaque jour sans que vous y pensiez :

- Buvez un grand verre d'eau le matin en vous levant.
- Dès que vous allez aux toilettes, buvez un grand verre d'eau pour compenser.
- Chaque fois que vous avez envie de manger ou de fumer, ayez le réflexe de boire un verre d'eau.
- Dès que vous faites un effort tant physique qu'intellectuel, hydratez-vous.

Mis bout à bout, tous ces petits gestes vous aideront non seulement à mieux vous hydrater, mais aussi à réguler votre poids, votre santé et, bien sûr, votre énergie.

Variez les plaisirs

Bien sûr, l'eau est la boisson idéale mais vous pouvez l'agrémenter d'un jus de citron ou d'orange, de feuilles de menthe pilées, de préparation à base de plantes, etc.

Pensez aux tisanes, aux thés, thés glacés, aux jus de légumes, soupes... Méfiez-vous, en revanche, des sirops et des jus de fruits qui apportent trop de sucre.

Ayez toujours une bouteille avec vous

Que ce soit au bureau, en voyage, dans le sac de sport, bien sûr, dans la voiture, au salon, à côté de l'ordinateur, chez le coiffeur même, votre bouteille doit vous suivre partout. Devenez addict, comme moi ! Non seulement vous serez mieux hydraté, mais vous gagnerez en énergie : n'avez-vous jamais remarqué comme vous êtes plus fatigué lorsque vous avez peu bu dans votre journée ?

Buvez à volonté

Il est physiologiquement impossible de boire trop d'eau (sauf dans le cas de certaines pathologies rares). Il est recommandé de boire au minimum 1,5 litre d'eau par jour.

Dans l'idéal, il vaut mieux boire de petites quantités tout au long de la journée que beaucoup d'un seul coup.

Changez d'eau

Les eaux possèdent des propriétés différentes et n'apportent pas les mêmes teneurs en minéraux. Il est donc recommandé de varier tout en se méfiant de la teneur en sodium de certaines d'entre elles : c'est le cas notamment des eaux gazeuses, à consommer modérément et de préférence après un effort physique car elles permettent une meilleure récupération.

Adaptez votre consommation d'eau

Toute perte d'eau par la transpiration doit être compensée :

- En cas d'effort physique, pensez à boire avant, pendant et surtout après l'effort.
- En cas de chaleur, adaptez votre consommation d'eau.
- En cas de maladie (vomissement, fièvre, diarrhée), compensez la perte hydrique.
- En cas d'allaitement, pensez à boire plus.

Mangez plus de fruits et de légumes

Privilégiez les légumes verts et les fruits riches en eau comme les melons, les pastèques, les agrumes, les poires, les pêches... Ainsi, en plus de vous hydrater en mangeant plus de fruits et de légumes, vous garderez la ligne et une bonne santé !

À SAVOIR

Les symptômes de la déshydratation les plus fréquents sont : la soif, les maux de tête, la fatigue, le manque de concentration ou de vigilance.

Jus de fruits
et de légumes

Les fruits et les légumes renferment de vrais trésors pour notre peau et pour notre bien-être en général. Une façon originale d'avoir sa ration quotidienne est de les associer dans des jus plus savoureux les uns que les autres. Véritables élixirs aux multiples propriétés, les jus sont à la fois détoxifiants, antiâge et énergisants.

Comment les préparer ?

- Pour faire un jus, il vous faut une centrifugeuse qui va extraire le jus et rejeter la pulpe des fruits et légumes. Vous pouvez aussi utiliser un extracteur qui sera plus efficace mais beaucoup plus onéreux.
- Les fruits à petits grains comme les fruits rouges ne sont pas recommandés, ils risquent d'encrasser l'appareil. De même, les agrumes doivent être pressés à part à l'aide d'un presse-agrumes. **Les jus doivent toujours être extraits à partir de fruits et de légumes frais** (afin de profiter au maximum de leurs qualités nutritives), de saison, de qualité et sains : préférez-les bio pour éviter les pesticides et les résidus chimiques. À défaut, lavez-les soigneusement et ne gardez pas la peau.
- Avant de commencer, lavez-vous les mains ainsi que tous les ingrédients. Épluchez les légumes et les fruits non bio et coupez-les.

À SAVOIR

Pour nettoyer facilement votre centrifugeuse, munissez-vous d'une brosse à vaisselle ou, à défaut, d'une brosse à ongles ou à dents.

Comment les consommer ?

L'idéal est de consommer les jus **30 minutes avant tout autre aliment** pour en retirer le maximum de bénéfices car leurs propriétés nutritives s'altèrent rapidement une fois qu'elles ne sont plus protégées par les fibres.

Mes recettes fétiches

Cocktail darling

Pour 2 personnes :
• 6 belles carottes bio • 3 pommes braeburn ou elstar ou une autre variété acidulée • 3 cm de racine de gingembre
• Le jus de 2 citrons verts

F à J

ASTUCE

Si vous aimez le goût, vous pouvez remplacer 2 pommes par ½ betterave crue bio. La betterave, par sa richesse en nitrates, permet de régénérer le sang rapidement ; elle est, à ce titre, excellente pour les sportifs.

Cocktail évasion

Pour 2 personnes :
• 1 bulbe de fenouil • 2 pommes granny smith • 2 poires
• ½ concombre • Le jus de 1 citron

À SAVOIR

Quelle est la différence entre un jus et un **smoothie*** ? Au-delà du fait que l'on peut ajouter un produit lacté dans le smoothie, la différence majeure est que le jus ne contient pas de fibres. Le smoothie, lui, garde les fibres insolubles des fruits et des légumes qui le composent. Si vous avez tendance à avoir un appareil digestif fragile, préférez les jus, beaucoup plus faciles à digérer.

M

Magnésium

Le magnésium est un oligo-élément indispensable à l'organisme. Pourtant, 70 % des Français seraient en dessous des apports nutritionnels conseillés par l'Agence nationale de sécurité sanitaire de l'alimentation, de l'environnement et du travail (6 mg/j/kg). Le magnésium intervient dans le métabolisme des glucides, des lipides et des protéines pour les transformer en énergie. Il participe au bon fonctionnement des muscles et du cœur, ainsi que celui du cerveau en jouant un rôle dans la transmission de l'influx nerveux.

Test : manquez-vous de magnésium ?

Anxiété, cheveux cassants, insomnie ? Vous souffrez peut-être d'une carence en minéraux sans le savoir…

Faites le test pour déceler vos éventuelles carences en magnésium :

- Souffrez-vous d'insomnies ou de réveils nocturnes ? ❑ OUI ❑ NON
- Êtes-vous hypersensible et irritable ? ❑ OUI ❑ NON
- Vous sentez-vous en manque d'énergie ou fatigué dès le matin ? ❑ OUI ❑ NON
- Avez-vous souvent des crampes sans faire d'effort physique ? ❑ OUI ❑ NON
- Avez-vous des troubles intestinaux et les intestins paresseux ? ❑ OUI ❑ NON
- Avez-vous des fourmillements ou engourdissements aux extrémités ? ❑ OUI ❑ NON
- Ressentez-vous parfois des palpitations cardiaques, comme si le cœur battait trop vite ? ❑ OUI ❑ NON

- Vous sentez-vous anxieux et stressé sans raison ? ❑ OUI ❑ NON
- Vos cheveux sont-ils cassants et vos ongles striés ? ❑ OUI ❑ NON
- Avez-vous des tremblements dans la paupière ou la lèvre ? ❑ OUI ❑ NON
- Ressentez-vous une fatigue musculaire inhabituelle ? ❑ OUI ❑ NON
- Vous sentez-vous comme oppressé au niveau de la poitrine ? ❑ OUI ❑ NON
- Avez-vous des envies d'aliments salés ou de chocolat ? ❑ OUI ❑ NON

Si vous avez plus de 4 OUI, vous avez peut-être un déficit en magnésium. Il vous suffit d'en tenir compte dans votre alimentation. Voici les aliments que vous pouvez privilégier.

Le top 15 des aliments les plus riches en magnésium

1 • **Les sardines à l'huile** : 100 g de sardines à l'huile contiennent en moyenne 467 mg de magnésium.

2 • **Le cacao en poudre** : 100 g de cacao en poudre contiennent en moyenne 376 mg de magnésium.

3 • **Les germes de blé** : 100 g de germes de blé contiennent en moyenne 256 mg de magnésium.

4 • **Les noix de cajou** : 100 g de noix de cajou grillées et salées contiennent en moyenne 247 mg de magnésium.

5 • **Les amandes** : 100 g d'amandes contiennent en moyenne 232 mg de magnésium.

6 • **Le chocolat* noir** : 100 g de chocolat noir contiennent en moyenne 206 mg de magnésium.

7 • **Les cacahuètes** : 100 g de cacahuètes grillées et salées contiennent en moyenne 168 mg de magnésium.

8 • **Les noix** : 100 g de cerneaux de noix contiennent en moyenne 126 mg de magnésium.

9 • **Le pain complet** : 100 g de pain complet contiennent en moyenne 108 mg de magnésium.

10 • **Les pistaches** : 100 g de pistaches grillées et salées contiennent en moyenne 105 mg de magnésium.

11 • **Les noisettes** : 100 g de noisettes contiennent près de 90 mg de magnésium.

12 • **La farine de blé** : 100 g de farine de blé contiennent jusqu'à 90 mg de magnésium.

13 • **Les huîtres** : 100 g d'huîtres contiennent près de 82 mg de magnésium.

14 • **Les moules** : 100 g de moules cuites à l'eau contiennent près de 80 mg de magnésium.

15 • **Les épinards** : 100 g d'épinards crus contiennent près de 70 mg de magnésium, 100 g d'épinards cuits contiennent près de 40 mg de magnésium.

À SAVOIR

Le magnésium soulage les muscles, il est donc indispensable aux sportifs qui doivent augmenter leur consommation.

Marche

Une idée excellente pour retrouver de l'énergie est tout simplement de marcher. **La marche est une activité physique accessible à tous** que l'INPES (Institut National de Prévention et d'Éducation pour la Santé) recommande de pratique à raison de **30 minutes minimum par jour** (que vous pouvez fractionner).

Toutes les occasions sont bonnes ! Voici quelques idées que vous pourrez compléter :

- Promener Médor
- Aller à la boulangerie ou aller au marché (à pied, évidemment)
- Marcher pour aller au travail
- Prendre les transports en commun ou le vélo plutôt que la voiture
- Faire des promenades digestives après les repas
- Organiser des randonnées avec des amis
- Se balader en famille
- Profiter des vacances pour découvrir à pied de nouveaux paysages
- Emmener les enfants à l'école à pied
- ....
- ....
- ....
- ....
- ....

À SAVOIR

Lors d'un travail intellectuel, faites des pauses régulièrement pour marcher quelques minutes : cela permet de retrouver immédiatement de l'énergie. Étirez-vous pour décontracter vos muscles, prenez de grandes respirations pour oxygéner votre cerveau. Et c'est reparti ! Vous voilà frais et dispo pour continuer !

Méditation

La méditation est une hygiène mentale. Comme la douche purifie le corps, **la méditation purifie l'esprit** et nous aide à nous débarrasser des pensées négatives qui, au quotidien, épuisent notre énergie.

S'asseoir et observer sa respiration

La méthode la plus simple pour méditer est de prendre conscience de sa respiration. Avant de commencer, assurez-vous que vous ne serez pas dérangé.

- Asseyez-vous dans une position confortable : soit au sol sur un coussin, soit sur une chaise les deux pieds au sol. L'important est d'avoir le dos bien droit.
- Fermez les yeux et concentrez-vous sur votre respiration : inspirez et soufflez lentement par le nez.

Testez tout de suite une micro-méditation pendant 1 minute. Fermez les yeux ou concentrez votre regard sur un objet précis. Gardez le dos bien droit et respirez lentement.

Qu'avez-vous ressenti ? Avez-vous réussi à rester concentré sur votre respiration pendant 1 minute ?

Rassurez-vous : au début, il est normal d'avoir des pensées parasites qui perturbent. Il suffit de les laisser passer, comme des nuages dans le ciel, sans s'y accrocher, sans les commenter. Avec la pratique, vous pourrez petit à petit augmenter le temps de votre méditation. Mais gardez à l'esprit que c'est la régularité qui compte. Quelques minutes chaque jour valent mieux qu'une demi-heure le week-end.

Motivation

Voir aussi ***Habitude*, Objectif**** *et* ***Visualisation****

La motivation est au départ de toute action. Pour atteindre l'objectif que l'on s'est fixé, il est important de la maintenir intacte car c'est elle qui assure la prolongation de l'action.

10 clés pour booster sa motivation

1 • **Déterminer un objectif précis.** Tout d'abord, notre chère motivation a besoin d'un but clair et précis. Pour être motivé, il faut savoir où l'on va.

2 • **Connaître les bénéfices.** Car notre chère motivation ne travaille pas « pour rien », elle veut savoir ce qu'elle va gagner dans l'opération, sinon elle tourne les talons...

3 • **Se demander ce qu'on a à perdre.** C'est précisément la phrase magique pour faire revenir notre chère motivation : « Et si je ne fais rien maintenant, que va-t-il se passer dans six mois, un an, cinq ans ? »

4 • **Garder le focus.** Pas de répit pour notre chère motivation et, pour qu'elle reste en forme, il faut la nourrir. Lisez, regardez des émissions inspirantes, intéressez-vous aux méthodes pour atteindre votre objectif.

5 • **Savoir s'entourer.** Notre chère motivation adore le travail en équipe. Entourez-vous de personnes qui ont le même objectif que vous, inspirez-vous des meilleurs, de ceux qui ont réussi. Ils pourront vous guider et vous apporter des conseils inestimables.

6 • **Faire simple.** Notre chère motivation n'aime pas les choses compliquées. Si votre processus de changement comprend trop de règles, il risque d'être difficile à suivre.

7 • **Pratiquer la visualisation.** Notre chère motivation a besoin d'exercices pour rester en forme. Utilisez la visualisation. Voyez-vous en train d'atteindre votre objectif. Que ressentez-vous ?

8 • **Avancer petit pas par petit pas.** Pour monter au sommet, il faut commencer par un petit pas. Et, petits pas après petits pas, vous atteignez votre objectif. Mais n'oubliez pas que notre chère motivation a besoin d'encouragements tout au long du chemin.

9 • **Être bienveillant avec soi.** Ne soyez pas trop dur avec vous-même. Si vous échouez, recommencez différemment, voilà tout.

10 • **Penser à la récompense.** Notre chère motivation se nourrit d'émotions, ressentir exactement ce que vous allez obtenir est un nectar pour elle.

« Un lâcheur ne gagne jamais et un vainqueur n'abandonne jamais. »

Anonyme

Mouvement

Une des meilleures façons de redynamiser son organisme est de bouger. Et pour être en parfaite santé et avoir plein d'énergie, il faut équilibrer le travail du corps et de l'esprit. Or, notre esprit est souvent hypersollicité et nos modes de vie trop sédentaires pour notre corps. Voici un exercice ludique, joyeux et extrêmement simple que vous pouvez faire dès que vous avez besoin de retrouver la « pêche », tant physiquement que moralement.

Exercice du saut joyeux

Attention, cet exercice est déconseillé si vous souffrez du dos, d'un problème cardiaque ou si vous êtes enceinte.

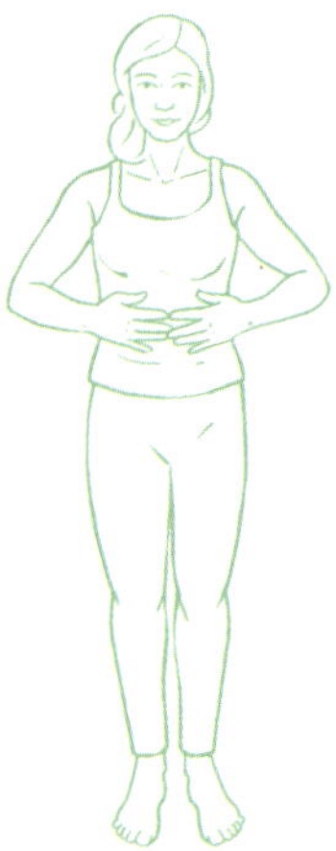

- Debout, les pieds joints, posez les mains sur le ventre au niveau du plexus solaire (bas du sternum).
- Sautez en écartant les jambes et les bras.
- Enchaînez au moins 10 petits sauts.

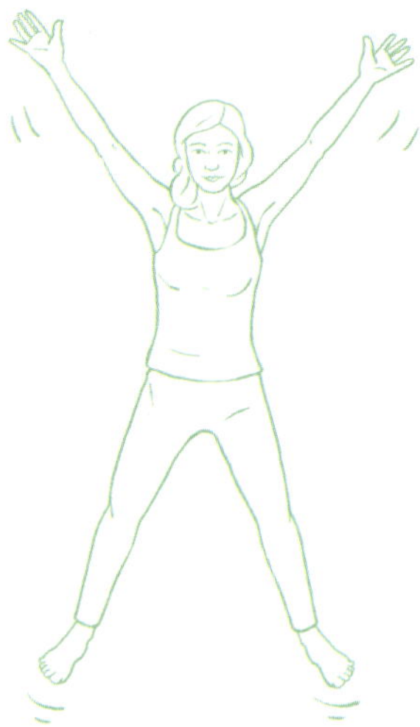

Qu'avez-vous ressenti dans votre corps ? ....

....

Quelle émotion éprouvez-vous ? ....

....

M

NàP

Nature

Nous avons la chance extraordinaire de vivre sur la Terre, cette planète merveilleusement accueillante qui nous offre chaque jour ses nombreuses richesses. Il est de notre devoir de la respecter, de la préserver et d'accueillir avec gratitude toute la force et la beauté qu'elle nous donne. Mais savons-nous vraiment savourer chacun de ses bienfaits ? La nature est idéale pour se ressourcer et recharger ses batteries, et il existe de nombreuses façons de se connecter à son énergie.

Observez la nature

Bien sûr, observer un magnifique coucher de soleil au bout du monde ou un panorama grandiose nous montre d'une façon évidente la beauté de la nature.
Mais nous pouvons aussi, tout près de chez nous, admirer les arbres, les effets des changements de saison, nous laisser absorber par la contemplation d'un insecte ou la délicatesse d'une fleur. Ces instants de pleine conscience avec la nature apaisent l'esprit et permettent de diminuer le stress. Le fait d'avoir une vue sur la nature dynamise le mental et permet de rester concentré plus longtemps sur une tâche fatigante.

Marchez dans la nature

Prendre quelques minutes en rentrant du travail pour marcher dans un parc peut nous recharger en énergie après une journée fatigante. Il suffit de s'imprégner de la magie qui nous entoure. On peut en profiter pour respirer à fond, gaver toutes nos cellules d'air pur. Utilisez tous vos sens pour communier pleinement avec la nature.

Ressentez l'énergie des arbres

Les feuilles des arbres produisent de l'oxygène et des ions positifs, véritables particules antistress et antifatigue. Les arbres ont le pouvoir de « nettoyer » les énergies du corps et de l'esprit en enlevant toute la négativité.

- **Pour ressentir l'énergie des arbres,** vous pouvez poser vos paumes de mains et votre front sur le tronc d'un arbre qui vous semble fort et majestueux, et rester simplement à « l'écoute ».
- **Pour vous « recharger »,** asseyez-vous le dos et la tête calés contre le tronc d'un arbre. Détendez-vous, laissez partir toutes vos tensions dans la terre et accueillez l'énergie que vous transmet **l'arbre***. Vous pouvez ressentir des picotements ou une légère vague de chaleur vous envahir.

Cultivez votre petit coin de terre

Que ce soit dans votre jardin, sur votre terrasse ou même en cultivant vos plantes d'intérieur, le fait de prendre soin de vos plantes, vous permet de vous reconnecter avec la Terre et de revitaliser votre énergie profonde. Certaines personnes ont même soigné leur dépression en créant un potager !

N à P

Marchez pieds nus

Que ce soit sur l'herbe, dans le sable ou sur la terre, prenez le temps de vous concentrer sur vos pieds, sur les sensations. Selon le terrain, vous pouvez stimuler différents points énergétiques sous la voûte plantaire. Concentrez-vous aussi sur l'enracinement dans le sol et ressentez l'énergie de la Terre remonter et rééquilibrer toutes les énergies du corps.

Le plus important pour se connecter avec la nature est d'écouter son cœur et de suivre son instinct.

Objectif

Avez-vous remarqué comme on a de l'énergie lorsqu'un projet nous tient à cœur ? L'important, pour ne pas gaspiller cette précieuse énergie, est de ne pas foncer tête baissée sans savoir où l'on va précisément : il faut avoir un objectif clair et un plan précis.

« Il n'est pas de vent favorable
pour celui qui ne sait pas où il va. »

Sénèque

Prenons un exemple très simple de la vie quotidienne : les courses au supermarché. Avez-vous noté la différence entre partir à l'aveuglette au milieu des rayons et faire ses courses en ayant préparé une liste précise ? Dans le premier cas, vous perdez beaucoup de temps et risquez d'oublier des choses, dans le second vous allez droit à l'essentiel sans perdre de temps et d'énergie.

Pour tout projet, des plus simples aux plus élaborés, il est essentiel d'avoir un objectif clair et un plan d'action précis.

Comment déterminer un objectif ?

« Je veux être en forme, je vais faire du sport » est trop vague. « Chaque jour, je vais marcher 15 minutes et faire 30 abdominaux » est beaucoup plus précis et vous avez nettement plus de chance d'atteindre cet objectif sans vous épuiser inutilement.

Un objectif, en plus d'être précis, doit être clair (spécifique), défini dans le temps, mesurable pour évaluer vos progrès et réaliste (sinon vous risquez de vous démotiver).

Comment définir un plan d'action ?

Une fois votre objectif bien défini, définissez votre plan d'action en vous posant les bonnes questions :

1 • De quoi ai-je besoin ?

2 • Que dois-je apprendre ?

3 • Quand vais-je le faire ?

Si nous reprenons notre exemple (« Chaque jour, je vais marcher 15 minutes et faire 30 abdominaux »), voici les réponses :

1 • J'achète de bonnes chaussures.

2 • J'apprends comment travailler correctement les abdominaux.

3 • Je planifie dans ma journée à quelle heure je vais faire mes exercices.

À vous de jouer !

Quel est votre objectif ? ....

....

Quel est votre plan d'action ? ....

....

....

Quelle est la première action que vous vous engagez à mettre en place aujourd'hui pour atteindre votre objectif ?

....

....

....

Organisation

Le manque d'organisation entraîne souvent de la fatigue et du stress et donc un manque d'énergie. Grâce à mes astuces de mère de famille nombreuse, vous allez pouvoir gagner de la sérénité et du temps que vous pourrez réinvestir dans des activités agréables qui augmenteront votre niveau d'énergie.

Les 10 commandements d'une bonne organisation

1• Un agenda familial tu établiras

Qui dit organisation dit agenda. Je suis persuadée que vous en avez un pour vos rendez-vous personnels. Mais pour avoir une organisation au top – si vous avez une famille notamment –, il est important d'avoir également **un agenda familial que tous les membres de la famille peuvent consulter.** Fini le sac de piscine oublié ou l'invitation à un anniversaire restée au fond du cartable !

ASTUCE

Synchronisez les agendas de toute la famille le dimanche soir.

2• Le ménage en petites tâches tu décomposeras

Au lieu de passer l'ensemble du samedi matin à faire le ménage, prenez seulement 1 heure pour rendre votre maison propre et belle sans aller dans le détail. Ensuite, découpez le reste en petites tâches que vous répartissez dans la semaine (arroser les plantes, changer les draps, nettoyer les placards, faire les vitres, etc.).

ASTUCE

Programmez une playlist rythmée spéciale ménage sur votre smartphone. Avec les écouteurs sur les oreilles, le ménage devient tout de suite plus fun !

3• Le linge s'accumuler jamais tu ne laisseras

Qui n'a jamais été submergé par une montagne de linge sale avec un(e) chéri(e) recherchant désespérément une paire de chaussettes propres ? Pour éviter cela, il suffit de consacrer chaque jour 15 minutes au linge (laver, étendre, repasser, ranger).

ASTUCE

En faire un jeu : programmez le minuteur sur 15 minutes et la course contre la montre commence !

4• Le tri régulièrement tu feras

Nous sommes tous envahis par des objets abîmés ou inutiles. Faire le tri régulièrement permet de mieux organiser ses placards grâce à la place récupérée. Quel gain de temps et d'énergie quand on retrouve tout du premier coup !

Voir aussi **Désordre***

ASTUCE

À chaque nouvel achat, prenez l'habitude d'éliminer un objet de votre maison.

5• Les repas tu anticiperas

Vous posez-vous la terrible question de fin de journée : « Qu'est-ce que je vais bien pouvoir faire à manger ce soir ? »

Pas de panique, voici une solution très simple qui a fait ses preuves : préparez vos menus de la semaine à l'avance. Grâce à votre super agenda familial, vous savez qui mange à la maison et quand.

Il n'y a plus qu'à remplir votre tableau de menus et la liste des courses pour avoir tout sous la main et concocter de bons petits plats.
Voir aussi **Anticipation***

ASTUCE
Fixez la liste des courses sur le réfrigérateur où chacun pourra noter ce qui manque au fur et à mesure.

6• Les tâches administratives tu regrouperas

S'occuper des « papiers » de la maison est la bête noire de beaucoup d'entre nous. Mettre en place une organisation simple peut vous faire gagner un temps précieux et une énergie folle :

- Regroupez TOUT au même endroit : ordinateur, clés USB, timbres, enveloppes, dossiers, fournitures de bureau, boîte pour collecter les tickets de CB, lunettes, etc.
- Réservez 1 heure par semaine aux tâches administratives (courrier, comptes, factures, appels et courriels administratifs, etc.).

Quelle liberté d'esprit quand on ne perd plus rien et qu'on sait que tout sera traité dans les délais !

ASTUCE
Prévoyez une boîte ou une bannette de rangement dans laquelle tout le monde devra mettre les papiers que vous aurez à traiter : le courrier, les carnets de liaison à signer, les papiers importants, etc. Tous les soirs, consultez rapidement votre boîte, traitez les urgences et gardez le reste pour votre « heure administrative ».

7• Tout la veille tu prépareras

Pour des matins sereins, rien ne vaut un peu d'anticipation :

- Chaque soir, vérifiez dans l'agenda familial les événements du lendemain et préparez tout ce qu'il faut pour vous et votre petite famille : le pique-nique, les livres de bibliothèque à rendre, la remise de chèques pour la banque, la facture pour l'orthophoniste, etc.

- Préparez vos vêtements et ceux des plus petits.
- Préparez la table du petit déjeuner.

ASTUCE

Vérifiez la météo avant de préparer les vêtements !

8 • Pour ne rien oublier, des listes tu feras

Combien de fois vous êtes-vous cassé la tête en préparant les bagages pour partir en vacances ? Votre bouée de sauvetage, c'est la liste. Réfléchissez une fois pour toutes et notez ce dont vous aurez besoin systématiquement.

ASTUCE

Faites des listes pour tout (les petits travaux à prévoir, les envies ou idées de cadeaux pour Noël, etc.) et regroupez-les précieusement dans un classeur.

9 • Prudent tu seras

Combien de temps et d'énergie avez-vous déjà perdu par manque de prudence ? Avez-vous une sauvegarde de tous vos contacts ? Une liste des numéros d'urgence facilement consultables par les enfants ou la baby-sitter ? Un tableau de tous vos sites préférés avec login et mot de passe (bien sûr, ne notez jamais vos mots de passe en toutes lettres et ayez plusieurs types de mot de passe : un mot de passe pour les achats, un autre pour la banque, etc.) ?

ASTUCE

Sauvegardez vos dossiers dans le cloud pour tout retrouver quel que soit l'appareil utilisé (tablette, smartphone, ordinateur).

10• Un moment de plaisir chaque jour tu t'accorderas

Ce dixième commandement est juste IN-DIS-PEN-SABLE pour la personne organisée que vous êtes à présent. Le plaisir est un moteur puissant pour augmenter votre niveau d'énergie.

Que ce soit avec vos enfants, en couple, entre amis ou même seul, prévoyez des moments de **plaisir***.

ASTUCE

Carpe diem ! Profitez de chaque petit moment de plaisir accordé par la vie : le sourire d'un enfant, un lever de soleil, un carré de chocolat avec le café, le calme de la maison le matin au réveil, etc.

Mes petits bonheurs

Pensées positives

Voir aussi *Positive attitude**

Votre mental peut créer une énergie extraordinaire pour peu que vous sachiez l'orienter dans le bon sens.
Selon moi, **avoir une pensée positive permet de voir le verre à moitié plein tout en se donnant les moyens de le remplir.** Voici quelques clés qui m'ont permis de rebondir dans les situations difficiles et qui m'aident au quotidien à être heureuse et à apprécier ma vie telle qu'elle est.

Rien n'est permanent, tout change sans cesse.

Quand tout va bien dans sa vie, on a tendance à banaliser, on pense que c'est l'état normal des choses. Mais non, la vie est faite de hauts et de bas. Cette prise de conscience aide non seulement à garder espoir dans les moments difficiles mais elle permet aussi de mieux savourer les merveilleux moments qu'offre la vie.

Tirez les leçons de vos échecs

Toute situation difficile (je ne parle pas des cas extrêmes) ou d'échec a son côté positif. Cette vision des choses n'est pas toujours évidente à avoir mais, en prenant du recul face à une situation pénible, vous pourrez lui trouver des points positifs. Cette façon de voir les choses est essentielle car elle change complètement votre vision de la vie. Les problèmes deviennent alors des défis à surmonter et les échecs des opportunités pour vous améliorer.

Profitez de l'expérience des autres

Bravo ! C'est exactement ce que vous êtes en train de faire en lisant ce guide !
Pour allez plus loin, vous pouvez observer les personnes que vous admirez, vos « modèles » en quelque sorte. Quelles sont leurs habitudes de vie ? Quelle attitude adoptent-elles face aux événements ? Observez, apprenez, testez et inspirez-vous de leur expérience. Vous en tirerez à coup sûr du positif.

Exprimez votre gratitude

Une façon très simple d'être positif est d'apprécier ce que l'on a. Chaque jour, avant de vous endormir, faites le point sur ce que vous avez. Ressentez et exprimez votre gratitude envers vous-même, envers les autres, envers la vie.
Il est très important de remercier ; la plupart des gens manquent de reconnaissance envers les autres, que ce soit dans leur environnement professionnel ou au sein de leur propre famille. Ne banalisez pas les marques d'attention, le travail des autres ou ce que vous avez accompli de bien, et exprimez votre gratitude.

Changez vos habitudes

Si vous avez tendance à râler, à vous plaindre ou à vous poser en victime, il est peut-être temps de changer vos **habitudes*** et d'adopter une attitude plus positive pour éviter de perdre de l'énergie inutilement et aller de l'avant, ne croyez-vous pas ?

Plaisir

Voir aussi *Organisation* et Habitude**

Le plaisir est une réelle motivation pour avoir plus d'énergie au quotidien. Il faut savoir fêter chaque victoire en se récompensant. Par exemple, vous avez fini une tâche que vous repoussiez toujours au lendemain tant elle vous était pénible. Vous pouvez être fier de vous ! Accordez-vous un moment de plaisir, vous le méritez bien !

Le plaisir est aussi essentiel pour ancrer de nouvelles habitudes. Par exemple, vous avez décidé de vous lever 30 minutes plus tôt tous les matins pour être plus serein. Commencez donc votre journée par quelque chose qui vous fait réellement plaisir. Ainsi vous vous lèverez facilement et avec enthousiasme.

Alors, quelles sont les choses qui vous font réellement plaisir ?

La liste de mes petits plaisirs

Positive attitude

Voir aussi *Pensées positives**

Votre énergie dépend de votre attitude face à la vie. Si vous subissez les situations, si vous vous sentez victime, vous gaspillez beaucoup d'énergie. Pas de panique ! Voici quelques remèdes simples à appliquer au quotidien pour endiguer cette fuite d'énergie et pour vous sentir aux commandes de votre vie.

Souriez plus

Avez-vous remarqué comme un sourire sincère est contagieux ? C'est **un rayon de soleil** que vous envoyez vers les autres. Ce simple geste peut encourager, rassurer, illuminer même la journée d'une personne. De plus, les études ont prouvé que sourire produit des effets biochimiques dans l'organisme et a un impact au niveau physiologique et psychologique très positif. Sourire est donc aussi bénéfique pour vous que pour les autres.

Créez un environnement positif

Aménagez votre espace de vie et votre lieu de travail de façon à avoir **une attitude positive** et à ne pas perdre de temps avec le désordre ou le manque d'organisation. Ainsi vous pourrez donner le meilleur de vous-même sans gaspiller d'énergie.

Choisissez des médias positifs

Rien de tel que les journaux d'information pour vous plomber le moral pendant des heures. Les informations essentielles trouveront toujours le moyen d'arriver jusqu'à vous, alors choisissez de n'écouter ou de ne regarder que **des émissions, des sites ou des revues sur les sujets qui vous passionnent.**

Aidez les autres

L'altruisme est bénéfique pour les autres mais aussi pour vous. Le fait d'abandonner son ego et de se centrer sur les autres apporte un sens à sa vie. On se sent utile et cela change tout. Avez-vous déjà remarqué toute l'énergie que l'on est capable de déployer dans ces moments-là et la sensation que l'on ressent ?

Entourez-vous de personnes positives

Certaines personnes vous boostent par leur énergie et leur enthousiasme. Elles vous aident à atteindre vos objectifs en vous encourageant et en vous montrant votre propre potentiel. Elles se réjouissent de vos victoires, vous aident à vous relever en cas d'échec et à voir le côté positif de toute situation. **Ces personnes sont précieuses, sachez les apprécier.**

Adoptez une posture positive

On remarque qu'une personne est triste ou déprimée à sa posture : ses épaules sont voûtées, son regard est baissé, ses gestes sont lents, sa respiration est superficielle. Les pensées peuvent influencer la posture, et inversement : **la posture peut influencer l'état d'esprit.**

Faites le test dès maintenant

Redressez-vous, abaissez vos épaules, bombez le torse, poussez le sommet du crâne vers le haut, le regard loin devant vous. Et à présent respirez trois fois profondément en expirant à fond et souriez. Comment vous sentez-vous ? Prêt à conquérir le monde ?

C'est parti !

Procrastination

Voir aussi *Organisation**

La procrastination (quel terme barbare !) consiste tout simplement à repousser au lendemain ce que l'on peut faire le jour même. Avez-vous remarqué comme nous manquons d'énergie lorsque nous avons des choses importantes à faire mais que nous les repoussons jusqu'à la dernière limite ? Cela provoque une espèce de sentiment de culpabilité latent et incessant qui nous encombre l'esprit et sape une partie de notre énergie. C'est un stress inutile qui nous empoisonne la vie.

Libérez-vous une fois pour toutes de cette fuite d'énergie grâce à ces 4 conseils simples et d'une efficacité redoutable :

1 • Prenez l'engagement dès maintenant de faire **immédiatement** toutes les tâches qui prennent moins de deux minutes.

2 • Notez dans votre agenda les tâches qui demandent plus de temps.

3 • Regroupez les tâches de même nature de façon à ne pas perdre de temps en allées et venues (factures, courses à l'extérieur, mails, appels téléphoniques, etc.).

4 • Chaque matin, listez vos trois priorités du jour et cochez-les dès que vous les avez effectuées.

ASTUCE

Regroupez tous les rendez-vous extérieurs sur la même demi-journée.

Quelles sont les trois tâches les plus importantes pour lesquelles vous avez tendance à procrastiner ?

Notez-les ici et dans votre agenda s'il y a une date butoir.

1 • ....

2 • ....

3 • ....

N à P

R

Relaxation

Une des meilleures méthodes pour récupérer très vite son énergie est de pratiquer la relaxation. C'est extrêmement efficace. Certains hommes d'affaires l'utilisent pour booster leur productivité : 15 minutes entre deux réunions les reposent autant que plusieurs heures de sommeil.

Pour pouvoir profiter de cet **outil génial**, je vous recommande de lire le texte ci-dessous à haute voix en vous enregistrant avec votre smartphone, par exemple. Ainsi, vous aurez toujours sous la main un moyen de vous détendre et d'augmenter votre énergie.

Parlez lentement, d'une voix calme et apaisante en laissant des silences à chaque point et à chaque virgule de façon à avoir le temps de pratiquer l'exercice. Vous pouvez également associer à votre voix une musique très douce.

Je m'installe confortablement dans une position allongée agréable, le corps parfaitement détendu et je ferme les yeux.

Tout d'abord, je me concentre sur ma respiration. J'inspire profondément par le nez et j'expire par la bouche. À l'inspiration, mon corps se remplit de bien-être, de détente ; à l'expiration, je laisse partir toutes les tensions. À l'inspiration, mon mental s'allège et s'emplit de sérénité et, à l'expiration, je me libère de toutes mes pensées. Je prends le temps de respirer plusieurs fois.

(Faites quelques secondes de pause dans la lecture.)

À présent, je vais me libérer de toutes mes tensions et permettre à mon corps et à mon esprit de se détendre totalement.

Je prends conscience de mes pieds et je les détends totalement, je chasse la moindre tension grâce à la respiration. Puis je remonte aux chevilles, je sens la mobilité de l'articulation de la cheville. À présent les mollets, j'en prends conscience et je relâche le moindre point de tension.

Je détends mes genoux, je visualise mes deux genoux et je les relâche. Puis les cuisses, je prends le temps de bien relâcher tous les muscles de chaque cuisse, le dessus, le dessous, les muscles fessiers. C'est comme si j'étais à l'intérieur de la cuisse et que je détendais chaque fibre musculaire grâce à ma respiration. Je sens mes deux jambes totalement détendues du bout des orteils jusqu'aux hanches. C'est une sensation extrêmement agréable.

À présent, je prends conscience de tout mon bassin et je détends tranquillement les muscles du bas du dos grâce à ma respiration, un peu comme un massage. Et je remonte ainsi tout le long du dos, très doucement... Au milieu du dos, je détends tous les muscles qui se trouvent de part et d'autre de ma colonne vertébrale. En haut du dos, je détends complètement les muscles qui s'attachent sur le crâne... Je ressens tout mon dos à présent, libéré de toute tension.

Maintenant, la détente coule dans mes épaules, dans mes bras, dans mes mains. Mes doigts sont légers, totalement détendus...

À présent, je détends ma cage thoracique et tous les petits muscles qui se trouvent entre les côtes. Mes côtes peuvent bouger facilement pendant que je respire.

Mon ventre est souple, complètement détendu. Une grande sensation de liberté et de bien-être envahit tout mon buste. Une grande sensation de liberté envahit tout mon corps.

Puis je relâche ma mâchoire inférieure et je sens tous les muscles de mon visage se détendre. Mon front est lisse, détendu. Une agréable sensation de fraîcheur envahit mon front et le mental se vide de toutes pensées, de toutes tensions...

Toutes les cellules de mon corps et de mon cerveau sont envahies d'une magnifique sensation de bien-être. Chacune de mes cellules se ressource, se remplit d'énergie vitale et je sens cette énergie vibrer en moi. À chaque inspiration, je sens l'énergie vibrer dans chacune de mes cellules.

Je reste quelques instants dans cette énergie nouvelle et vivifiante...

(Faites quelques secondes de pause dans la lecture.)

Puis, tranquillement, avec douceur, je reprends conscience de mon corps. Je commence à bouger mes pieds, mes mains, les membres supérieurs et inférieurs. J'inspire et j'expire profondément, je m'étire comme si j'étais en train de me réveiller. Et j'ouvre les yeux.

Respiration

La respiration joue un rôle primordial dans la production d'énergie mais nous avons souvent tendance à l'oublier tant respirer nous est naturel. Pourtant, en travaillant consciemment sur sa respiration, on peut améliorer son bien-être.

Voici un exercice de yoga ultra efficace pour :

- rééquilibrer votre circulation d'énergie vitale ;
- oxygéner au maximum toutes les cellules de votre corps et de votre cerveau ;
- chasser le stress en calmant votre mental ;
- augmenter votre concentration.

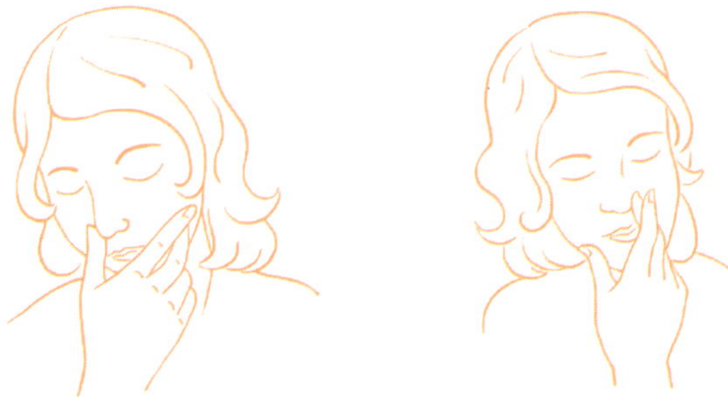

♦ Asseyez-vous confortablement et fermez les yeux.
♦ Bouchez la narine gauche avec le pouce. Inspirez par la narine droite en comptant mentalement jusqu'à 3.
♦ Bouchez les deux narines. Bloquez la respiration sur 3 temps.
♦ Bouchez la narine droite. Expirez par la narine gauche sur 3 temps. Recommencez l'exercice avec l'autre narine.
♦ Recommencez sur 4, 5, 6 temps. Petit à petit, vous allez progresser et augmenter votre capacité respiratoire.
♦ Respirez toujours de manière fluide, l'exercice doit rester très confortable.

Pratiquez tous les jours cet exercice pour en retirer les nombreux bienfaits. Il permet aussi de lutter efficacement contre les rhumes car il nettoie le nez.

La respiration ventrale (abdominale)

Cette technique de respiration procure à la fois sérénité et énergie. Elle peut se pratiquer n'importe où et à tout moment de la journée. **Elle vous permet de retrouver en quelques minutes votre calme intérieur et votre concentration.**

Les sportifs de haut niveau la pratiquent régulièrement pour augmenter leurs performances car **elle permet aussi de recharger les batteries en énergie.** Une énergie toujours disponible que vous pourrez solliciter à tout moment pour lutter contre la fatigue.

Commencez par pratiquer cet exercice en étant allongé dans un endroit calme. Quand vous serez plus à l'aise, vous pourrez le pratiquer n'importe où, assis ou debout : en attendant dans une file d'attente, en marchant, en voiture, dans les transports en commun, etc. Il suffit juste d'un peu d'entraînement.

Exercice de respiration abdominale

- Allongez-vous sur le dos, un coussin sous vos genoux afin de réduire votre cambrure. Rentrez légèrement le menton de façon à bien aligner vos vertèbres cervicales.
- Posez une main sur votre ventre juste en dessous du nombril, l'autre main sur la poitrine et fermez les yeux.
- En fermant les yeux, connectez-vous immédiatement à votre respiration.
- Inspirez lentement par le nez en gonflant le ventre et soufflez par le nez en laissant la paroi abdominale redescendre lentement.
- Contractez le ventre en fin d'expiration de façon à chasser tout l'air.

- La main qui est sur la poitrine ne doit pas bouger, concentrez toute votre attention uniquement sur votre ventre.
- Reprenez une nouvelle inspiration en veillant à faire entrer l'air par le nez, puis gonflez votre ventre comme un ballon. À la fin de l'inspiration, laissez votre ventre se dégonfler naturellement en laissant l'air s'échapper par le nez. Ce n'est qu'en fin d'expiration que vous contracterez vos abdominaux afin de chasser tout l'air de votre ventre.
- Puis laissez une nouvelle inspiration revenir.
- Respirez de manière lente, régulière, sans interruption.

Pratiqué régulièrement, cet exercice vous permettra de mieux gérer votre stress.
Personnellement, j'utilise également cette technique lorsque j'ai un peu de mal à m'endormir. Le moment idéal pour apprendre la respiration abdominale est d'ailleurs le soir, au calme, dans votre lit.

Regardez un bébé qui dort, son ventre se gonfle et s'abaisse au rythme de sa respiration !

À SAVOIR

En cas de stress majeur, la respiration abdominale vous permet d'abaisser votre rythme cardiaque et de retrouver votre sang-froid beaucoup plus vite. Cette technique aide efficacement à faire face à des situations délicates ou d'urgence, comme gérer le stress après un accident de voiture ou la montée du trac lors d'une prise de parole en public.

Réveil

Savez-vous que la façon dont vous vous réveillez le matin peut conditionner tout le reste de votre journée ?

Test : êtes-vous plutôt « réveil heureux » ou « réveil grincheux » ?

- Avez-vous du mal à quitter votre lit douillet le matin ? ❑ OUI ❑ NON
- Repoussez-vous la sonnerie du réveil pour dormir un peu plus ? ❑ OUI ❑ NON
- Programmez-vous votre réveil pour dormir le plus longtemps possible ? ❑ OUI ❑ NON
- Vous sentez-vous encore fatigué le matin au réveil ? ❑ OUI ❑ NON
- Êtes-vous souvent en retard en partant de chez vous le matin ? ❑ OUI ❑ NON
- Avez-vous un sentiment de lassitude devant une nouvelle journée qui commence ? ❑ OUI ❑ NON
- Avez-vous l'impression de ne pas avoir d'énergie le matin ? ❑ OUI ❑ NON

Si vous avez une majorité de NON, bienvenue au pays des « réveils heureux ». Félicitations !
Si vous avez une majorité de OUI, bienvenue au pays des « réveils grincheux ». Pas de panique ! Je vous propose des solutions pour y remédier.

7 astuces pour se lever du bon pied

1 • Préparez la veille tout ce qu'il vous faut pour le lendemain (vêtements, sacs, coussin de méditation, baskets pour aller marcher, etc.).

2 • Couchez-vous plus tôt et endormez-vous sur de belles pensées.

3 • Levez-vous 30 minutes plus tôt et réservez-les à votre programme VIP (voir ci-dessous).

4 • Réveillez-vous avec douceur : choisissez une sonnerie progressive et calme, ou un simulateur d'aube.

5 • Éloignez le réveil de votre lit de façon à être obligé de vous lever pour l'éteindre.

6 • Mettez de l'eau sur votre visage.

7 • Buvez un grand verre d'eau au réveil pour réhydrater votre organisme privé d'eau pendant la nuit.

Créez votre programme VIP

La plupart des stars ont leur rituel matinal qui leur permet d'être rayonnantes et pleines de vitalité toute la journée.

Vitalité : apportez à votre corps ce dont il a besoin (un grand verre d'eau, un smoothie détox, un petit déjeuner équilibré).

Intellect : choisissez de faire du bien à votre esprit (méditation, lecture, écriture, pensées positives, etc.).

Physique : choisissez de faire du bien à votre corps avec une activité physique (yoga, gym, marche, stretching, course, etc.).

R

À vous de jouer : créez votre propre programme VIP !

Mon programme VIP ....

....

....

....

....

Routine

Dans notre société occidentale, la routine n'a pas forcément bonne presse. On l'associe souvent à l'ennui et à la monotonie.

Ce que j'entends ici par « routine » est un **ensemble d'habitudes bénéfiques que chacun a et exécute toujours dans le même ordre de façon à être en « pilote automatique ».** Par exemple, le fait d'avoir une routine du soir peut permettre aux personnes souffrant d'insomnie de s'endormir beaucoup plus facilement.

Pour garder de l'énergie dans ma vie très remplie, j'ai dû développer certains talents. Passionnée depuis toujours par l'organisation, l'optimisation et la gestion du temps, j'ai créé des routines pour certains moments de la journée de façon à gérer mes nombreuses activités sans utiliser trop d'énergie. Ainsi, je peux réinvestir l'énergie économisée dans la découverte de nouvelles choses, de nouvelles expériences qui donnent du sens à ma vie.

Exemple de routine du matin

- Méditer (10 minutes)
- Aérer la chambre
- Faire sa toilette
- Faire le lit
- Préparer le petit déjeuner
- Vider le lave-vaisselle
- Lister les priorités du jour
- Faire une séance de yoga (15 minutes)
- Ranger (10 minutes)

Exemple de routine du soir

- Ranger et balayer la cuisine
- Préparer la table du petit déjeuner pour le lendemain matin
- Étendre le linge
- Vérifier l'agenda
- Préparer les vêtements pour le lendemain (après avoir vérifié la météo !)
- Raconter l'histoire du soir aux enfants

Règles simples pour élaborer vos propres routines

1 • L'important pour que vous passiez en quelque sorte en pilote automatique et que toutes ces choses deviennent faciles, c'est de les faire **toujours dans le même ordre.** Il faut donc faire preuve de logique.

2 • Regroupez les activités qui sont dans la même pièce pour éviter les allées et venues.

3 • Pensez à la gestion du temps. Exemple, pendant que le café coule, je vide le lave-vaisselle.

4 • Pensez à un enchaînement rationnel. Par exemple, je vérifie l'agenda et je prépare les vêtements adaptés aux activités du lendemain.

5 • Et surtout testez et rectifiez jusqu'à ce que votre routine corresponde parfaitement à votre mode de vie.

6 • Soyez patient. Il vous faudra au minimum 21 jours pour intégrer ces nouvelles habitudes.

R

À vous de jouer : composez vos propres routines pour gagner du temps et de l'énergie !

Mes routines ....

....

S

Santé

Voir aussi *Habitude**

« Existe-t-il pour l'homme un bien plus précieux que la santé ? »

Socrate

Aujourd'hui, le stress, la malbouffe et la sédentarité sont des fléaux qui empoisonnent notre vie et détruisent à petit feu notre santé. Bien que nous y soyons tous plus ou moins confrontés, ces poisons ne sont pas une fatalité. Il suffit juste d'en prendre conscience. Bien sûr, on ne peut pas tout changer d'un coup, mais vous trouverez de nombreux éléments dans ce livre pour vous aider à être en meilleure santé et ainsi optimiser votre niveau d'énergie.

Préserver la santé de votre corps et de votre esprit permet d'orienter l'énergie vers d'autres aspects de votre vie.

Les 5 piliers d'une excellente santé

1• L'activité physique

Beaucoup de gens ne font pas de **sport*** parce qu'ils se sentent fatigués. Mais ce qu'ils ignorent, c'est qu'ils se sentent fatigués **parce qu'ils ne font pas de sport !** L'activité physique apporte un bien-être physique et mental incontestable. Bien sûr, on ressent une fatigue physique après l'effort mais aussi une détente mentale extraordinaire.

Comprenez qu'avec une activité bien dosée et adaptée à vos possibilités, votre corps se reconstruit bien plus fort après chaque séance, créant ainsi beaucoup plus d'énergie. **C'est un investissement à long terme.**

« La santé, c'est un esprit sain dans un corps sain. »

Homère

2• L'alimentation

L'alimentation* joue un rôle capital dans la santé. Elle doit être variée et saine pour apporter à l'organisme tous les nutriments indispensables et ainsi éviter la sensation de manque due à une carence. Choisissez de bons produits de saison que vous aurez plaisir à cuisiner. Et savourez-les en pleine conscience. Ne mangez pas de trop grosses portions à la fois sinon votre estomac va se dilater ce qui provoquera immanquablement la faim.

Privilégiez la qualité à la quantité. Il est important aussi de repérer les moments où vous mangez pour combler une frustration psychologique et non par faim réelle. Cela vous évitera de tomber dans le cercle vicieux de la culpabilité, du mal-être et des dérives alimentaires.

3• Le sommeil et la récupération

Le sommeil* est extrêmement important pour être en bonne santé. Pourtant, certaines personnes se réveillent le matin en étant déjà fatiguées. Et ce n'est pas toujours un problème de matelas ou d'oreiller, ni de tapage nocturne chez les voisins. Il faut être conscient que tout ne se joue pas au moment où vous vous glissez dans votre lit : une bonne nuit se prépare tout au long de la journée ! Ce que l'on va manger et boire, l'activité physique que l'on va pratiquer ou non, le stress plus ou moins ressenti impactent notre sommeil et notre faculté de récupération.

4• Le mental

Un mental positif est une composante essentielle d'une bonne santé durable (voir aussi Pensées positives*). De nombreuses études ont d'ailleurs été menées sur le rapport entre la guérison et l'état psychologique. Un mental positif vous aidera au quotidien à surmonter toutes les épreuves de la vie. C'est une force que vous pouvez développer et qui vous permettra de mobiliser de façon efficace toute votre énergie.

5• Le plaisir

La vie vaut-elle vraiment d'être vécue sans plaisir* ? Quoi de meilleur que l'épanouissement personnel ? Quel plaisir de sentir son corps vibrer en totale harmonie avec son esprit, ou de créer de belles relations avec ceux qui nous entourent !

Il y a mille et une façons de se faire plaisir au quotidien. Prenez-en conscience et savourez les petits bonheurs que vous trouvez tout au long de votre chemin. Vivre dans le plaisir est un état d'esprit. Cela ne veut pas dire être uniquement centré sur soi, bien au contraire : le plaisir, c'est aussi s'ouvrir au monde qui nous entoure, créer des relations harmonieuses avec les autres et redécouvrir chaque jour la beauté de la nature.

*« J'ai décidé d'être heureux
parce que c'est bon pour la santé. »*

Voltaire

Liste des pensées positives de la journée

S

Smoothie

Un smoothie est une boisson réalisée à partir de fruits et/ou de légumes frais mixés auxquels on peut ajouter d'autres ingrédients pour booster ses propriétés nutritives. **Il est très peu calorique et vous permet dès le matin de faire le plein de vitamines et de minéraux.** Il peut aussi se déguster en fin d'après-midi, moment où l'on ressent parfois une petite baisse d'énergie.
Pour le réaliser, il vous faut simplement un blinder ou un pied plongeant. Votre smoothie doit avoir un aspect onctueux.

Le smoothie détox façon mojito

Simple, délicieux et diététique, voici ma recette fétiche de smoothie détox pour nettoyer l'organisme. Idéal pour les personnes qui désirent perdre du poids, c'est aussi, par sa richesse en antioxydants, une véritable cure de jouvence.

Vous y trouverez :

- la douceur du concombre, excellent antioxydant très peu calorique, qui apporte aussi du cuivre et de la vitamine K ;
- l'acidité du citron vert, riche en vitamine C et en fer ;
- la fraîcheur de la menthe, puissant antioxydant ;
- le peps du gingembre, anti-inflammatoire et antioxydant riche en manganèse ;
- sans oublier l'eau pétillante qui vous rechargera en divers minéraux.

Ingrédients :

- ½ concombre
- Le jus de 1 citron vert
- 10 feuilles de menthe fraîche
- 2 cm de racine de gingembre
- Glace pilée
- Eau pétillante

Recette :

- Préparez tout d'abord votre glace pilée à l'aide du blinder et réservez.
- Mixez pendant au moins 1 minute en même temps dans le blinder : le concombre épluché et coupé en morceaux, les feuilles de menthe, le gingembre épluché et le jus de citron vert.
- Versez dans un très grand verre, ajoutez la glace pilée et l'eau pétillante. Dégustez avec une paille.

Le smoothie énergie

Les fruits de ce smoothie énergie sont antioxydants et préservent donc votre capital jeunesse.

Vous y trouverez :

- du manganèse (nutriment essentiel à la formation des os) dans la banane et l'ananas ;
- de la vitamine C dans le kiwi et l'orange ;
- du potassium (indispensable pour le bon fonctionnement de notre organisme) dans le kiwi, la myrtille et la banane ;
- de la broméline (une enzyme excellente participant au métabolisme) dans l'ananas.

Ingrédients :
- 1/5 d'ananas
- 1 kiwi
- ½ banane
- Le jus de 2 oranges
- 1 poignée de baies rouges

Recette :
- Mixez ensemble tous les ingrédients et dégustez avec quelques glaçons.

À SAVOIR

Utilisez des fruits frais, de saison et si possible bio afin d'en retirer le plus de bénéfices possibles. N'hésitez pas à suivre vos envies et à sans cesse varier les ingrédients. Chaque fruit et légume apportent des nutriments différents. Jouez avec les couleurs, les saveurs et les textures. Et si vous avez des enfants, n'hésitez pas à partager avec eux, ils vont adorer !

Soleil

Quand le soleil brille, notre énergie est décuplée, notre moral remonte... et ce n'est pas le fruit du hasard ! Le soleil, et plus généralement la lumière naturelle a un impact positif sur notre organisme. Elle régule notre horloge biologique interne en bloquant l'effet de la mélatonine, l'hormone du sommeil. C'est pour cela que nous **avons moins de tonus dès qu'il y a moins de lumière**, ce qui explique aussi le blues hivernal et la baisse d'énergie le soir. De plus, **l'exposition de la peau au soleil permet à l'organisme de synthétiser la vitamine D**, essentielle pour le bon fonctionnement de nos défenses immunitaires, la formation des os et la production des hormones responsables de notre bonne humeur.

Le fait de s'exposer à la lumière du jour est excellent pour le moral. Deux fois 15 minutes par jour suffiraient, selon l'ensoleillement.

Donc n'hésitez pas à sortir le bout de votre nez dès qu'il y a un rayon de soleil en automne et en hiver pour éviter la déprime saisonnière. Pour un effet optimal, exposez le maximum de peau, s'il ne fait pas trop froid. En été, c'est le contraire : il faut surtout penser à protéger votre peau du soleil.

ASTUCE

Dans la journée, faites une pause soleil en prenant un verre à la terrasse d'un café ou en lisant un bon livre sur un banc, ou encore en rentrant à pied de votre travail. Pour un effet encore plus bénéfique sur votre moral, prenez trois respirations profondes. À chaque inspiration, remémorez-vous tout ce qui s'est bien passé dans votre journée et, en expirant, évacuez toutes les tensions. Puis savourez la douce lumière du soleil sur votre visage.

Sommeil

Pour avoir une belle énergie tout au long de la journée, il est essentiel de bien dormir. Cela paraît évident mais quand je dis « bien » dormir, je parle surtout de la **qualité du sommeil**, souvent difficile à mesurer. Si, parfois, alors que vous avez dormi toute une nuit vous vous réveillez complètement à plat, c'est que votre sommeil n'a pas été **réparateur**. Cherchons ensemble l'élément perturbateur...

Les secrets d'un sommeil réparateur

- Pensez à **renouveler votre literie** tous les 10 ans. Changez régulièrement d'oreiller, aérez votre lit tous les jours 10 minutes et retournez votre matelas tous les 3 mois.
- **Créez le bon environnement** : une chambre calme, fraîche, plutôt obscure et sans pollution électromagnétique (pas de smartphone, de télévision ou d'ordinateur).
- **Mangez léger le soir** pour éviter à l'organisme d'être en pleine digestion toute la nuit.
- Si possible couchez-vous et levez-vous **à heures fixes** afin que l'organisme prenne le rythme.
- **Évitez les stimulants** après 17 h (thé, café, coca...).
- **Stoppez les écrans** (tablette, ordinateur, télévision, smartphone, etc.) au moins 30 minutes avant de vous endormir et choisissez une activité plus propice au sommeil : lecture, relaxation, écriture (le top étant de faire l'amour, mais là, je ne vous apprends rien).
- Pratiquez une activité physique régulièrement dans la semaine, cela améliore la qualité du sommeil.
- Pensez avant de vous endormir à tous les petits moments de bonheur que vous avez eus dans la journée.

« Chaque matin vous vous lèverez avec détermination si vous allez au lit avec satisfaction. »

George Lorimer

Comment optimiser votre sommeil ?

Vous pouvez vous « programmer » pour vous réveiller en pleine forme grâce à cette phrase à vous répéter avant de dormir : « Cette nuit, je vais avoir 6 heures de sommeil. Un sommeil très profond et réparateur. Demain, je me réveillerai en forme, plein d'énergie et d'enthousiasme, et je garderai cette énergie toute la journée. »

Essayez, ça marche !

Liste de toutes les satisfactions de ma journée

S

Sourire

Sourire est une source d'énergie facile à donner et à recevoir. Un simple sourire peut illuminer notre journée et nous redonner de l'énergie. Le sourire peut exprimer tellement de choses : l'amour, la joie, le bonheur, la gratitude, la confiance, la sérénité....
Le fait de penser à sourire un peu plus chaque jour va non seulement contribuer à vous rendre plus heureux mais rendra aussi votre entourage plus heureux.

« Sourire trois fois tous les jours
rend inutile tout médicament. »
Proverbe chinois

Voici trois exercices à pratiquer sans modération.

Exercice 1

Chaque matin, devant votre miroir, souriez-vous trois fois et accompagnez ces sourires d'une affirmation positive. Par exemple : « Chaque jour, je suis de plus en plus beau. » « Aujourd'hui je vais passer une excellente journée. » « Je suis heureuse d'avoir une famille si merveilleuse. Merci. »

L'effet de cet exercice est double : non seulement vous positivez votre état d'esprit, mais vous faites aussi, en même temps, une gymnastique faciale qui booste la confiance en soi. Que demander de plus ?

« Un sourire est une clef secrète
qui ouvre bien des cœurs. »
Baden-Powell

Exercice 2

Aujourd'hui, toute la journée, souriez à toutes les personnes que vous rencontrez. Même aux inconnus, même aux personnes que vous n'aimez pas. Vous obtiendrez peut-être en retour un sourire, de l'étonnement ou de l'agacement, peu importe. En fait, quand vous souriez aux autres, vous souriez à vous-même et cela augmente votre énergie, votre bonheur. Et en plus vous contribuez à propager cette énergie positive autour de vous.

« Un sourire coûte moins cher que l'électricité,
mais donne autant de lumière. »

Abbé Pierre

Exercice 3

Respirez lentement et laissez-vous envahir par un sentiment positif (amour, joie, gratitude, bienveillance...) puis laissez naître un sourire sur votre visage.

À pratiquer au minimum tous les soirs. Bien sûr, plusieurs fois dans la journée, c'est encore mieux ! L'effet d'apaisement est immédiat.

Alors, souriez aux autres, souriez à vous-même, souriez à la vie !

Sport

Pour tous ceux qui détestent...
Voir aussi *Activité physique**

Laissez-moi vous raconter une histoire. Celle d'une adolescente mal dans sa peau qui tente tant bien que mal de faire bonne figure en cours d'EPS. Quelle qu'elle soit, l'activité choisie par le professeur est un cauchemar pour elle. L'endurance ? Elle n'en voit pas l'intérêt et, au bout de 200 mètres, elle a un point de côté et souffle comme une perdue. La gymnastique aux agrès ? Son vertige maladif lui rend le cheval d'arçon et les barres asymétriques inaccessibles (le simple jeu de « saute-mouton » relève pour elle de la cascade !) et la poutre est beaucoup trop étroite. Le tennis ? Son manque de coordination l'empêche de toucher la balle... Les sports collectifs ? C'est l'humiliation suprême au moment de la composition des équipes, personne ne veut d'elle. Bref, pas de souplesse, pas d'endurance, pas de coordination et surtout aucune motivation, peu d'atouts pour faire du sport. Et pourtant...

Cette histoire est la mienne. De ma plus grande faiblesse, j'ai tiré une force puisque je suis devenue coach sportif ! Que les choses soient claires, je n'aime toujours pas les sports cités précédemment. Mais il existe tellement d'autres sports ou activités physiques passionnants ! Il suffit juste de découvrir ce qui vous correspond le mieux, l'activité qui, pour vous, n'est absolument pas une contrainte et que vous faites toujours avec plaisir.

- **Vous aimez la nature ?** Pensez à la randonnée, à la marche nordique, au ski de fond, au VTT, à la voile...
- **Vous aimez l'eau ?** Faites de la natation, de l'aqua-gym, de la plongée, du surf...

- **Vous aimez la musique ?** Courez avec votre MP3, apprenez à danser, prenez des cours de fitness...
- **Vous aimez la compagnie ?** Pratiquez une activité avec vos amis, votre compagnon, vos enfants...

Vous comprenez l'idée ? L'important est de **faire ce que vous aimez réellement.** Ainsi, faire du sport deviendra pour vous une évidence.

Le sport est un moyen simple et ludique de passer à un niveau d'énergie supérieur car il a un impact au niveau physique, bien sûr, mais aussi au niveau psychique par le bien-être et le plaisir qu'il procure, ainsi que par la confiance en soi qu'il développe. Les bienfaits que vous en retirerez seront inestimables pour votre santé.

S

1 h 30 de sport/semaine
= 3 ans de vie en plus.

Stress

Le stress peut être l'une des principales causes de la perte d'énergie. S'il est vrai qu'une dose de stress peut parfois nous booster, dans la plupart des cas il finit par nous épuiser.

Quel est votre niveau de stress ?

Cochez les affirmations qui vous correspondent :

- ❑ Je suis souvent en retard
- ❑ Je veux tout contrôler
- ❑ Je me sens angoissé
- ❑ J'ai du mal à prendre du recul
- ❑ Je suis souvent fatigué
- ❑ J'ai l'impression que les problèmes sont toujours pour moi
- ❑ Je m'énerve souvent
- ❑ J'ai du mal à m'endormir car je rumine mes problèmes
- ❑ J'appréhende les choses nouvelles
- ❑ Je suis souvent dans les conflits
- ❑ J'ai peur de l'avenir
- ❑ Je manque de temps pour moi
- ❑ Je subis la pression des autres

- **En dessous de 2 : vous êtes peu stressé.**
  Bravo, a priori vous gérez bien votre stress. La pratique du yoga ou de la méditation peut vous aider à continuer dans cette voie.

- **De 2 à 5 : vous commencez à être stressé,** il faut réagir.
  L'activité physique et la zen attitude vous feront le plus grand bien.

- **De 6 à 10 : vous êtes trop stressé,** il faut apprendre à vous détendre, à lâcher prise et à vous organiser. (Voir aussi **Organisation*, Respiration*, Sport***)

- **Au-dessus de 10 : c'est la panique !** Vous êtes beaucoup trop stressé. Lisez attentivement ce guide et, surtout, appliquez les conseils qui vous correspondent le mieux. (Voir aussi **Cœur*, Habitude*, Magnésium*, Routine* et Relaxation***)

Repérez vos déclencheurs de stress

Notez ici toutes les situations qui vous stressent le plus de façon à les anticiper et à apprendre à les gérer au mieux :

S

V à Z

Visualisation

Voici un exercice de relaxation qui va vous permettre de vous détendre et aussi de vous recharger en énergie en un temps record.

- Choisissez un endroit calme pour vous isoler de toutes sources de distraction.

- Allongez-vous sur le dos, dans une position confortable. Rentrez légèrement le menton de façon à bien aligner vos vertèbres cervicales.

- Détendez-vous et fermez les yeux.

- Placez votre **respiration*** dans le ventre pour accroître votre état de détente.

- Puis, mentalement, passez en revue tout votre corps en commençant par la jambe droite, relâchez toute la jambe en commençant par le pied et en remontant jusqu'au bassin. Faites de même avec l'autre jambe.

- Prenez conscience de votre bassin puis relâchez toute la colonne vertébrale, vertèbre après vertèbre, en partant du bas jusqu'au crâne. Détendez bien votre nuque.

- Relâchez vos épaules et votre bras droit en partant de la main et en remontant tout le long du bras. Faites de même avec le bras gauche.

- Puis relâchez votre ventre, détendez-le complètement tout en gardant votre respiration abdominale.

- Détendez votre visage : le front, les yeux, les joues, la mâchoire inférieure, la langue.

- Prenez conscience de l'état de détente de tout votre corps et appréciez quelques instants cet état de relâchement total.

- À présent, visualisez (en inspirant) une lumière dorée entrer par votre nez et inonder toutes les parties de votre corps et de votre cerveau d'une énergie revitalisante. Chaque cellule est inondée par cette lumière et cette énergie bienfaisante.

- Sur l'expiration, vous laissez partir toutes les pensées, les préoccupations.

- Répétez plusieurs fois cette respiration en veillant à toujours soulever la paroi abdominale sans bouger les côtes. Sentez l'énergie inonder chaque cellule de votre corps et de votre cerveau. Et laissez-vous baigner dans cette énergie bienfaisante.

- Maintenant, vous sentez votre corps vibrer de cette énergie nouvelle. Vous pouvez ressentir une chaleur ou de légers picotements dans le creux des mains, au sommet du crâne ou sous la plante des pieds. C'est normal, c'est l'énergie qui circule.

- Puis reprenez tout doucement contact avec votre corps. Bougez légèrement un pied, puis l'autre, les deux mains, étirez-vous comme si vous étiez en train de vous réveiller et, tranquillement, ouvrez les yeux.

ASTUCE

Vous pouvez enregistrer cette visualisation sur votre smartphone afin de l'écouter dès que vous en ressentirez le besoin.

Yoga

Originaire de l'Inde, le yoga est une discipline millénaire très complète associant des exercices respiratoires, de la méditation et des postures qui tonifient, assouplissent et permettent de travailler l'équilibre. Sa pratique régulière amène de nombreux bienfaits tant au niveau physique que psychologique et spirituel.

La salutation au soleil

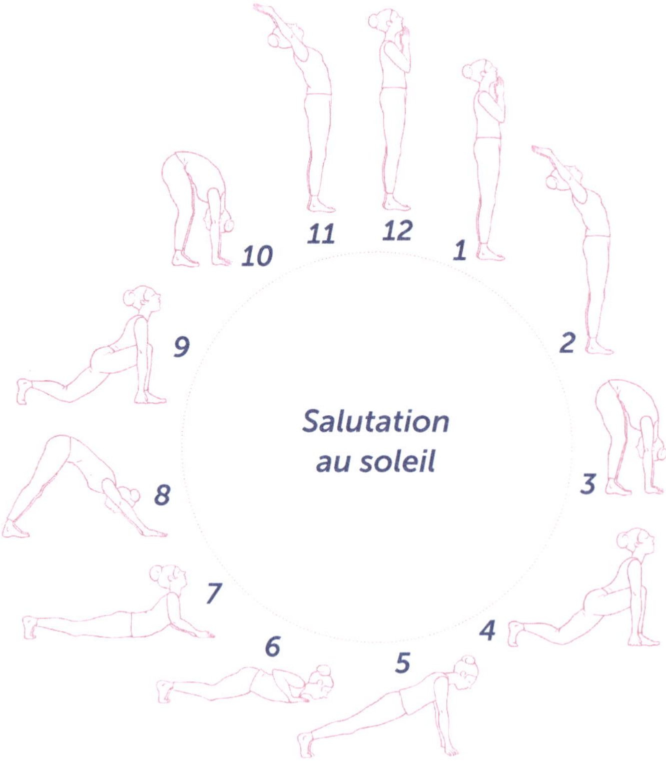

Cet enchaînement de 12 postures est incontournable pour avoir de l'énergie tout au long de la journée. Il permet d'échauffer les muscles, d'améliorer sa souplesse et de faire circuler l'énergie vitale dans tout le corps. Cet exercice est à pratiquer tous les matins, idéalement en pleine nature face au soleil pour profiter d'une bonne oxygénation, de la luminosité du soleil et de l'énergie de la Terre.

1 • Posture de la montagne.
2 • Montez les deux bras en arrière, ouvrez la poitrine, serrez les fessiers. **Inspirez.**
3 • Descendez devant en serrant le ventre, les mains en direction du sol. **Expirez.**
4 • Pied droit à l'arrière en fente, relâchez le pied arrière, redressez la poitrine. **Inspirez.**
5 • Amenez le pied gauche derrière et passez en planche, serrez les abdominaux.
6 • Posez les genoux au sol et amenez la poitrine à terre. Gardez les coudes près du corps. **Expirez**.
7 • Montez le buste en cobra. Serrez les fessiers. **Inspirez.**
8 • Pointez les fesses vers le haut. **Expirez.**
9 • Pied droit devant en fente. **Inspirez.**
10 • Ramenez le pied gauche devant et relâchez la tête vers le bas. **Expirez.**
11 • Déroulez la colonne vertébrale en serrant les fessiers et montez les bras derrière. **Inspirez.**
12 • Ramenez les mains jointes devant. **Expirez.**

Les bienfaits de la salutation au soleil :
- Améliore la souplesse, l'équilibre et la force
- Renforce et tonifie tous les muscles
- Réduit l'excès de graisse (au niveau du ventre, des hanches et cuisses)
- Améliore la posture et le maintien
- Tonifie et active le système digestif
- Apaise l'anxiété et diminue le stress
- Améliore la santé et l'énergie

Zen attitude

Dans notre société, nous avons de plus en plus de confort, d'outils merveilleux qui nous ouvrent sur le monde et, parallèlement (et presque paradoxalement), nous sommes de plus en plus stressés, car sans cesse sollicités de toutes parts pour aller toujours plus vite, produire plus, consommer plus... La spirale infernale du « toujours plus » nous absorbe et nous empêche de réfléchir à ce que nous voulons vraiment. **Avons-nous réellement besoin, pour vivre et être heureux, d'en avoir toujours plus ?** Nos maisons débordent de choses futiles, dont nous ne nous servons même pas ! Pourtant, pour les acquérir, nous avons travaillé dur, et nous continuons pour en acheter d'autres, toujours plus, et toujours plus vite...

La zen attitude, c'est déjà savoir ce que je veux

Quels sont mes rêves ? Qu'est-ce qui me rend vraiment heureux ? Quelle vie je veux dans les 5 ans à venir ? Qu'est-ce qui est vraiment important pour moi ?

Le fait de se poser ces questions et de mettre tout cela par écrit peut être le début d'une nouvelle vie. Cela permet de savoir où l'on veut aller et d'avoir une grande confiance face à la vie. On ne passe plus ses journées à courir tout le temps pour simplement survivre en passant d'une activité à l'autre parce qu'on n'a pas le choix. Mais on se dirige avec sérénité vers ses rêves qui ne resteront pas à l'état de rêves inaccessibles.

La zen attitude, c'est simplifier ma vie

Ai-je besoin d'autant de choses, d'autant d'activités ?

Trier l'essentiel du superflu est une étape importante. Commencez par désencombrer votre maison des choses inutiles et votre agenda des engagements non indispensables. Ainsi vous désencombrerez votre environnement, votre esprit, votre vie en somme.

La zen attitude, c'est vivre en fonction de mes valeurs

Quelles sont les valeurs humaines importantes pour moi ? La générosité ? Le courage ? La liberté ? L'honnêteté ? L'amour ? Le respect ?

Vous poser cette question vous permettra de fixer le cadre : « Je sais ce que je veux et je sais comment je veux y arriver. »

La zen attitude, c'est saisir chaque opportunité que m'offre la vie

Quelles que soient les circonstances, bonnes ou mauvaises, il y a toujours une opportunité ou une leçon de vie à apprendre. C'est dans les moments les plus difficiles que nous pouvons le plus progresser. Cela aide à voir et à saisir les belles opportunités que la vie offre chaque jour.

La zen attitude, c'est avoir de la gratitude et partager ce que j'ai de meilleur à offrir

La vie est une aventure merveilleuse à condition de savoir qu'il y a des hauts et des bas et que c'est juste normal. Chaque jour, remercier pour la chance que l'on a me paraît essentiel et c'est ce qui donne l'envie de contribuer à son tour à ce que chacun se sente mieux.

Remerciements

Je remercie mon éditeur de m'avoir donné l'opportunité d'écrire ce livre et de partager avec vous tout ce qui chaque jour améliore ma vie.

Et surtout, merci à VOUS sans qui rien ne serait possible. C'est un réel bonheur d'avoir écrit ce livre en pensant qu'il serait lu, que mes conseils seraient suivis et, je l'espère, partagés avec d'autres. J'ai vraiment eu l'impression d'écrire pour mes amis tout au long de ces pages.

L'auteure

Nathalie Pierrée est coach sportif diplômée d'État, spécialisée en forme, minceur et bien-être depuis plus de 25 ans. Elle aide les femmes à perdre du poids, à améliorer leur santé, à retrouver forme et vitalité ainsi qu'à obtenir une silhouette harmonieuse et un équilibre physique et mental.
Experte en fitness et en remise en forme, elle est aussi passionnée par le développement personnel et les techniques visant à harmoniser le corps et l'esprit comme les arts martiaux, la sophrologie, le qi gong ou le yoga qu'elle pratique depuis plus de 15 ans.
Cette mère de quatre enfants enseigne actuellement dans un des centres les plus hauts de gamme de l'ouest lyonnais et propose des programmes de coaching personnalisés à domicile.
Pour mener à bien ses nombreuses activités personnelles et professionnelles, Nathalie a dû devenir experte en gestion de l'énergie, afin de préserver sa santé. Elle vous dévoile dans cet ouvrage ses conseils et astuces pour conserver une énergie débordante ainsi qu'un enthousiasme et un mental à toute épreuve.

« Ma mission est de vous motiver et vous accompagner vers la réussite de vos objectifs en alliant sport, bien-être et plaisir. »

Direction : Guillaume Pô
Direction éditoriale : Tatiana Delesalle
Édition : Iris Dion
Suivi éditorial : Christelle Fucili
Direction artistique : Julie Pauwels
Création graphique et mise en pages : Éditédito
Illustrations : Lise Herzog
Direction de fabrication : Thierry Dubus
Suivi de fabrication : Audrey Bord

Mango, mars 2016, pour l'édition originale (parue sous le titre *100 % Énergie*)
Mango, janvier 2019, pour la présente édition
www.mangoeditions.com

Dépôt légal : janvier 2019
ISBN : 9782317019722
Code MDS : MN00027

Achevé d'imprimer en novembre 2018 par DZS Graphik en Slovénie
N° d'édition : M19009

Imprimé sur du papier certifié FSC® (issu de forêts gérées de façon responsable), sur les presses de DZS, un imprimeur labellisé pour ses pratiques respectueuses de l'environnement.

FSC
www.fsc.org
MIXTE
Papier issu de sources responsables
FSC® C112556